Victoria Boutenko

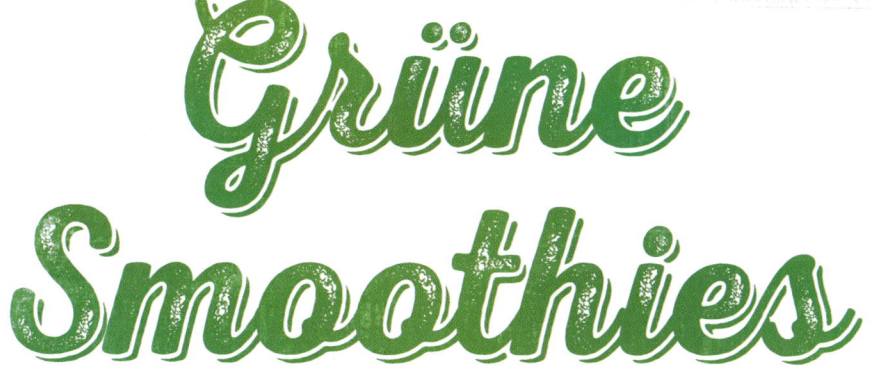

Grüne Smoothies

Die 100 besten Zutaten für Gesundheit & Wohlbefinden

Aus dem Amerikanischen von Elisabeth Liebl

HANS-NIETSCH-VERLAG

Dieses Buch ist all jenen
gewidmet, die den Mut haben,
Verantwortung für ihre eigene
Gesundheit zu übernehmen.

Titel der Originalausgabe: *The Green Smoothie Prescription. A Complete Guide to Total Health*,
erschienen bei *HarperCollins Publishers*, New York/USA

Translation Rights arranged with HarperCollins Publishers, New York/USA

Lektorat: Ute Orth
Korrektorat: Ulrike Oberländer
Fotos: *www.gruene-smoothies.de*, Sammy Hart (Umschlag vorn und S. 52), Shutterstock (S. 84, 91)
Gestaltung: Kurt Liebig
Druck: Dimograf Sp. z o.o., Bielsko-Biała/Polen

Hans-Nietsch-Verlag
Am Himmelreich 7
79312 Emmendingen

www.nietsch.de
info@nietsch.de

ISBN 978-3-86264-351-6

Grüne Smoothies

Die 100 besten Zutaten
für Gesundheit & Wohlbefinden

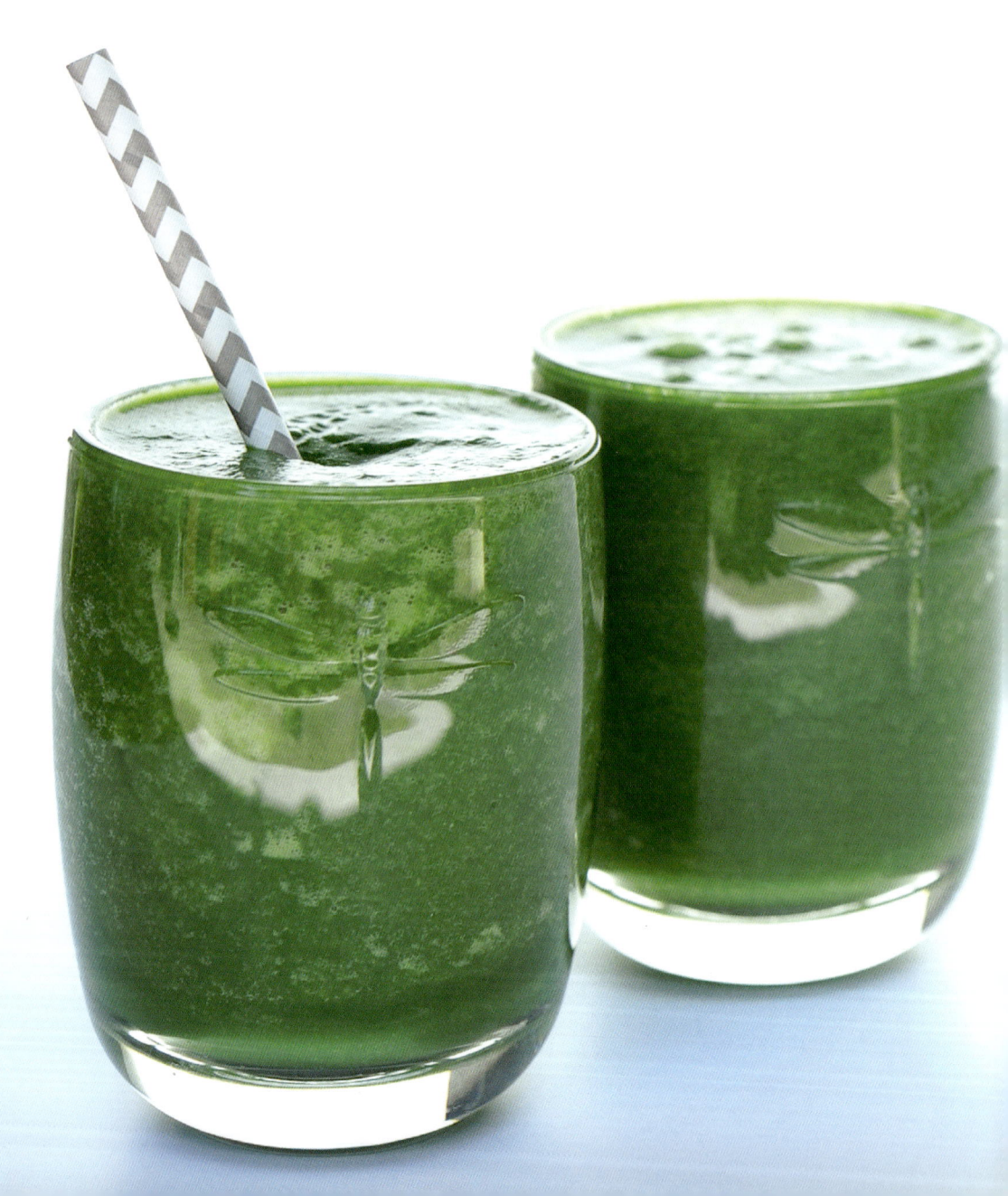

Inhalt

Vorwort

Lieber Leserinnen, liebe Leser,

essen Sie ausreichend grünes Blattgemüse? Wenn Sie auf diese Frage keine Antwort haben, wie sieht es dann mit den folgenden Fragen aus: Haben Sie häufig Schluckauf? Seufzen Sie oft? Ist Ihr Rücken schmerzhaft verspannt? Sehen Sie Ihre Umgebung manchmal nur verschwommen? Haben Sie viele Falten? Haben Sie ständig Appetit auf Schokolade? Wenn Sie diese Fragen mit „Ja" beantwortet haben, dann ist die Wahrscheinlichkeit groß, dass Sie tatsächlich nicht genug Grünzeug zu sich nehmen.

Grünes Blattgemüse enthält eine erstaunliche Vielfalt an lebenswichtigen Inhaltsstoffen, die für eine gute Gesundheit enorm wichtig sind. Seit Beginn der industriellen Revolution vor zweihundert Jahren haben sich die Ernährungsgewohnheiten der Menschen in der westlichen Welt dramatisch verändert: Fast niemand isst heute noch frische grüne Blätter, anderes Gemüse oder frisches Obst. Stattdessen nehmen wir täglich industriell hergestellte Nahrungsmittel und Dosenware zu uns. Diesen fehlen jedoch nicht nur Vitalstoffe[1], sie enthalten zudem auch noch unzählige Konservierungsstoffe sowie andere Chemikalien, die unserer Gesundheit schaden.

In der Folge kam es immer häufiger zu Vitalstoffmangelzuständen, deren Ausmaß von Generation zu Generation größer wurde und die schließlich zu ernsthaften gesundheitlichen Problemen führten. Menschen, die sich weitgehend oder ausschließlich von industriell hergestellten Lebensmitteln ernährten, litten unter Skorbut, Rachitis, Beriberi und Pellagra. Heute wissen wir, dass Pellagra durch einen Mangel an Niacin (Vitamin B_3) verursacht wird. Skorbut ist das Resultat eines gravierenden Vitamin-C-Mangels und kann durch den Verzehr von Zitronen geheilt werden. Ende des 19. Jahrhunderts nahmen diese Krankheiten jedoch epidemische Ausmaße an. In den USA starben beispielsweise 1915 mehr als 10.000 Menschen an Pellagra.

Da wir uns weiterhin von vitalstoffarmen Lebensmitteln ernähren, leidet unsere Gesundheit nach wie vor. Daher ist es nicht verwunderlich, dass die Anzahl chronischer Erkrankungen nach Angaben der Weltgesundheitsorganisation WHO weltweit zunimmt.[2] In Deutschland leidet mehr als ein Drittel der Bevölkerung an einer oder mehreren chronischen Erkrankungen. Und auch hier nimmt die Zahl der Betroffenen stetig zu. Herz-Kreislauf- und Gefäß-Erkrankungen, *Diabetes mellitus* und chronische Lungenerkrankungen gehören dabei zu den Spitzenreitern. Bei fast jedem zweiten aller im Jahr 2005 verstorbenen Deutschen trat der Tod infolge einer Herz-Kreis-lauf-Erkrankung ein. *Diabetes mellitus* und Bluthochdruck zählen zudem zu den Hauptrisikofaktoren eines Schlaganfalls, der nach Angaben des Statistischen Bundes-amtes im Jahr 2006 die fünfthäufigste Todesursache war. Darüber hinaus leiden zwei Drittel aller deutschen Männer und nahezu die Hälfte der Frauen an Übergewicht. Ein Vergleich mit statistischen Erhebungen aus dem Jahr 1980 ergab, dass sich die Zahl der Übergewichtigen im Jahr 2013 weltweit mehr als verdoppelt hat.[3]

Jeder Mensch hat – wie jedes Lebewesen – ein Recht auf Gesundheit. Sie ist unser natürlicher Zustand. Doch auf welchem Weg können wir unsere natürliche Gesund-heit zurückerlangen? Wie wäre es mit grünem Blattgemüse?

In den letzten zwanzig Jahren wurden einige sehr interessante wissenschaftliche Untersuchungen über die gesundheitlichen Vorteile von grünem Blattgemüse durch-geführt. Ernährungswissenschaftler in den USA empfehlen mittlerweile fünf Portionen Gemüse und Obst täglich. Das hört sich zunächst nach viel an. Ich verstehe, dass man-che Menschen glauben, es sei schwierig, jeden Tag eine gesunde Menge Grünzeug zu sich zu nehmen, und vor allem, dass dies nur mit Salaten möglich sei. Viele Kinder mögen Salat nicht so gern und auch Erwachsene verlieren schnell den Appetit, wenn es morgens, mittags und abends nur Salat gibt. Und genau aus diesem Grund glaube ich, dass grüne Smoothies der Königsweg zu einer dauerhaften Gesundheit sind.

Grüne Smoothies sind die einfachste, schnellste und köstlichste Möglichkeit, die nötige Menge grünes Blattgemüse zu sich zu nehmen.

Im August 2004 mixte ich in meinem Büro in Ashland (Oregon) den ersten grünen Smoothie. Da ich daraufhin viel Zuspruch erntete, schrieb ich darüber einen Artikel. Diesen schickte ich an alle Leute in meinem E-Mail-Verteiler. Die meisten Menschen waren begeistert und schilderten mir ihre Erfahrungen mit diesem neuen Getränk. Der grüne Smoothie verbreitete sich schnell und die Anzahl seiner Liebhaber wuchs exponentiell. Und die „Grüne-Smoothie-Welle" hielt den ganzen Sommer an.

Danach bemühte ich mich ein Jahr lang, alle Fragen über die Inhaltsstoffe und die Wirkung grüner Smoothies gründlich zu recherchieren. Im Oktober 2005 veröffent-lichte ich *Green for Life**, das weltweit erste Buch über grüne Smoothies. Seitdem ha-ben zahlreiche Autoren Bücher über die unglaubliche Wirkung von grünen Smoothies auf die Gesundheit veröffentlicht.

---

* Die im Text genannten Titel finden Sie im Anhang dieses Buches unter „Literaturempfehlungen", Seite 209 f., aufgelistet.

Anfangs war ich sehr erfreut über die Popularität der grünen Smoothies, weil es mein Traum war, diesen Gesundheits-Drink in aller Welt zu verbreiten. Leider musste ich schnell feststellen, dass andere Autoren das ursprüngliche Konzept verfälschten. Sie setzten den grünen Smoothies Zucker zu oder Milchprodukte, Schokolade, Salz, Kaffee, Öle, Nahrungsergänzungsmittel, ja sogar Alkohol. Doch der grüne Smoothie war ursprünglich dazu gedacht, die negativen Auswirkungen all dieser Nahrungsmittel zu neutralisieren. Das Resultat war abzusehen: Menschen, die diese grünen Smoothies zu sich nahmen, fühlten sich nicht besser. Ihre Veröffentlichungen trugen nicht dazu bei, den wahren Wert der grünen Smoothies bekannt zu machen. Sie verstellten vielmehr den Blick auf all das, was diese eigentlich ausmacht.

Diese Wendung der Dinge hat mich persönlich sehr enttäuscht, denn ich habe viel Zeit und Energie in meine Forschungen gesteckt, von deren Richtigkeit ich noch immer hundertprozentig überzeugt bin: Wenn grüne Smoothies richtig hergestellt und konsumiert werden, ist ihre Wirkung auf die Gesundheit ausschließlich positiv. Wenn wir diesen gesunden Drink in aller Munde bringen, versetzen wir Millionen Menschen in aller Welt in die Lage, etwas für ihre Gesundheit zu tun.

Zwischen 2008 und 2013 führte ich insgesamt neunzehn Grüne-Smoothies-Retreats durch, bei denen die Teilnehmer sieben Tage lang nur grüne Smoothies zu sich nahmen. Bei den mehr als 1000 Teilnehmern zeigten sich durchweg positive Resultate, was die wissenschaftlichen Erkenntnisse über die segensreiche Wirkung von grünem Blattgemüse auf unsere Ernährung bestätigt. Ich glaube, dass es vielen von uns helfen kann, täglich mehr grüne Blätter zu sich zu nehmen, um wieder so gesund zu werden, wie wir es in unserer Kindheit und Jugend waren. Aus diesem Grund habe ich dieses Buch geschrieben. Darin finden Sie überaus interessante wissenschaftliche Erkenntnisse über die Vorzüge von grünem Gemüse. Aber natürlich geht es hier nicht nur um Wissenschaft, sondern auch um köstliche Rezeptideen, inspirierende Erfolgsgeschichten und persönliche Erlebnisse auf dem Weg zu einem grünen Leben.

Ich hoffe, dieses Buch regt Sie dazu an, mehr grüne Smoothies in Ihre tägliche Ernährung aufzunehmen. In diesem Sinne möchte ich mit einem Glas grünem Smoothie auf Ihre Gesundheit anstoßen.

Victoria Boutenko

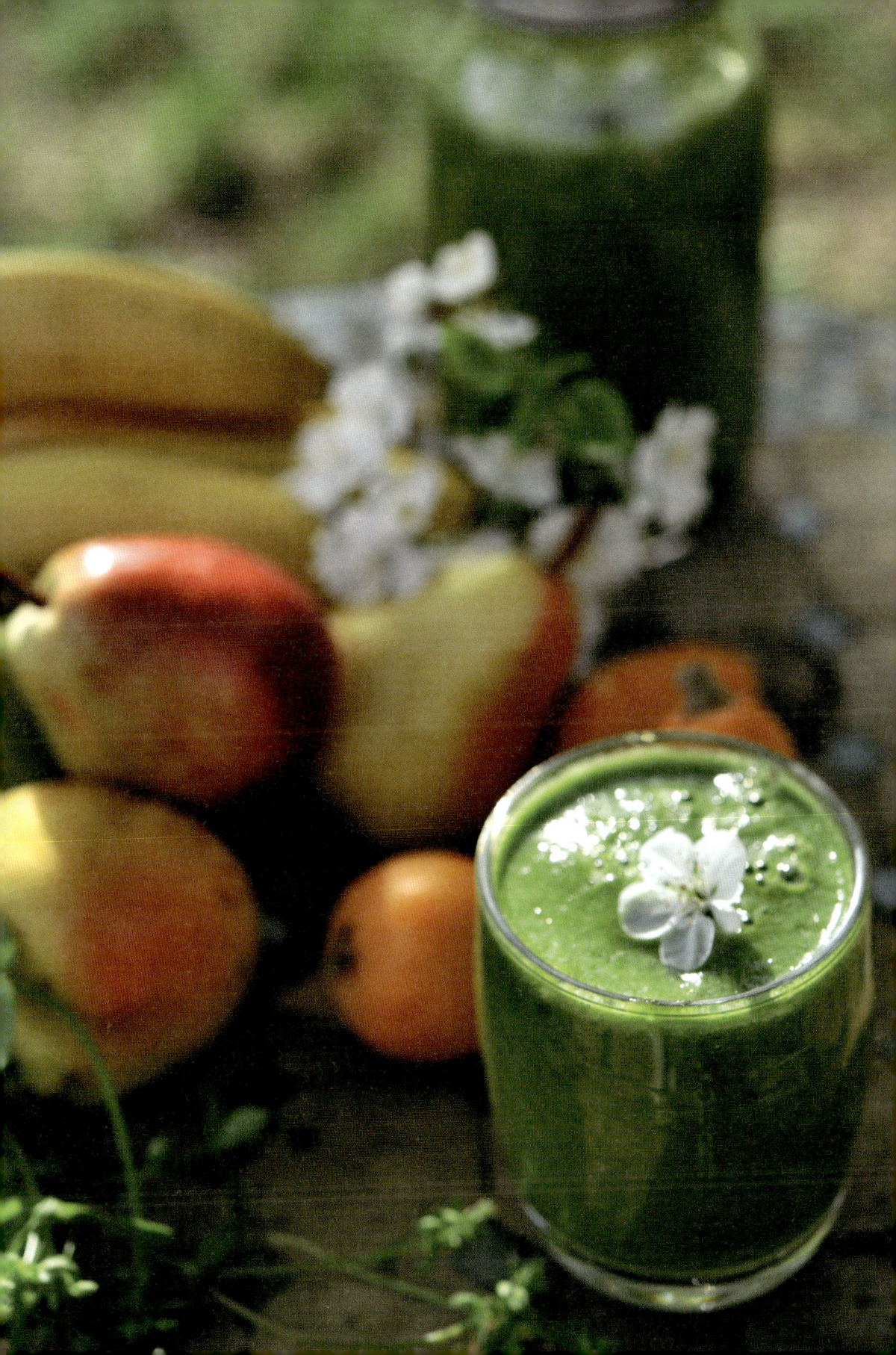

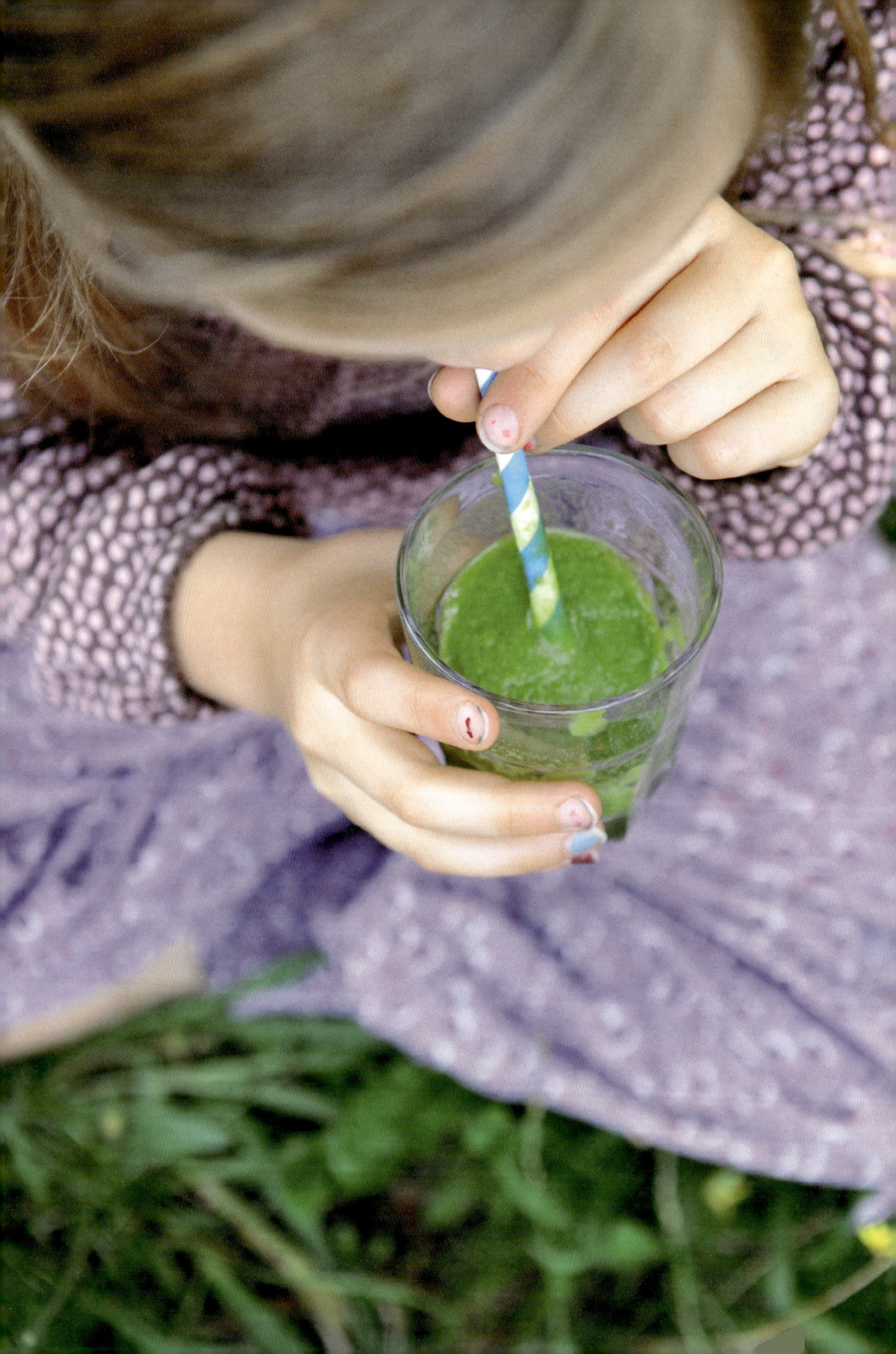

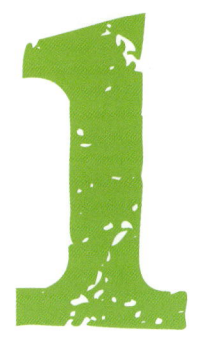

Was uns als Baby schmeckt ...

*Das größte Hindernis für jede Art von Neuentdeckung ist nicht Unwissenheit,
sondern die Illusion des Wissens.*
— Daniel J. Boorstin

Unsere Ernährungsgewohnheiten und unsere Vorstellungen über Ernährung bilden sich zum Großteil bereits in der frühen Kindheit heraus. So stieß ich bei meinen umfangreichen Recherchen auch auf Literatur zur frühkindlichen Prägung des Essverhaltens. Dort las ich erstaunt, dass bereits der Geschmack der Muttermilch die späteren Nahrungsvorlieben des Babys entscheidend prägen.[4] Dazu kommt, dass das Kind während des Abstillens – Psychologen rechnen diesen Abschnitt der frühkindlichen Entwicklung zu den „schwierigen" oder „kritischen" Phasen – tief sitzende Denkmuster und Assoziationen zum Thema „Ernährung" speichert. Sie beruhen auf dem, was es selbst zu essen bekommt und was es die Menschen in seiner Umgebung und in erster Linie seine Mutter verzehren sieht. Diese frühe Prägung ist nach Angaben von Psychologen nahezu irreversibel. Spätere Erfahrungen haben nur wenig oder gar keinen Effekt mehr auf die Nahrungsvorlieben des Kindes.[5]

Dies erklärt auch, warum die Essgewohnheiten der Menschen von Land zu Land so unterschiedlich sind. Asiaten verzehren gern Reisgerichte, Lateinamerikaner schwören auf Mais, Russen essen mit Vorliebe Brot und die Italiener mögen am liebsten Spaghetti. Bei nicht alltäglichen Leckerbissen gehen unsere Nahrungsvorlieben noch weiter auseinander. Die einen schlemmen mit Kaviar und rohem Fisch, die anderen schätzen Austern, Schnecken und zahlreiche andere ausgefallene Köstlichkeiten. Das Interessante dabei ist, dass das, was die einen als „Delikatesse" ansehen, von anderen nicht selten als eklig empfunden wird. Trotzdem klammern wir uns an unsere Ernährungsvorlieben, als wären sie die einzig mögliche Form des Essens. Und das liegt schlichtweg daran, dass sie uns im wahrsten Sinne des Wortes in die Gehirnwindungen eingebrannt sind.

Als ich noch ein Kind war, arbeitete mein Vater als Apotheker. Bei uns zu Hause gab es ein Kästchen, in dem er neben Kompressen, Binden und Watte auch zwei Allheilmittel aufbewahrte, mit denen er die ganze Familie bei kleinen Zipperlein und Unwohlsein kurierte. Ich weiß noch, dass mein Vater uns stets Aspirin gab, wenn wir Fieber hatten, was im Schnitt etwa einmal pro Jahr der Fall war. Und mit anderen, bitter schmeckenden Pillen kurierte er Halsweh und sonstige Schmerzen. Ich kann mich nicht erinnern, dass Krankheiten bei uns jemals anders behandelt wurden, und ich zweifelte nicht im Geringsten an der Wirksamkeit seiner Behandlung und glaubte sogar, alle anderen Familien würden es genauso halten. Ich fand das Ganze recht einfach und bequem, allerdings fragte ich mich des Öfteren, wie diese Medikamente überhaupt wirken. Selbst mein Vater, der immerhin Pharmazie studiert hatte, konnte mir nicht erklären, warum eine kleine Pille, die man sich einfach in den Mund steckt, an einer ganz anderen Stelle im Körper den Schmerz abstellen kann.

Als Apotheker befasste er sich auch mit Heilkräutern und brachte meinem jüngeren Bruder und mir einiges über die heilenden Kräfte von Kiefernnadeln, Brennnesseln, Löwenzahn, Sauerampfer, Rosenwurz, dem Schiefen Schillerporling (auch bekannt als Chaga-Pilz) und anderen Arzneipflanzen bei.

Wir lebten auf der nördlich von Japan gelegenen russischen Insel Sachalin. Die Winter dort waren lang, eisig und schneereich. Ab Februar bemerkten wir regelmäßig erste Anzeichen von Vitaminmangel, und so lehrte mein Vater uns, junge Kiefernnadelspitzen zu pflücken und öfter einen der frischen, grünen Sprossen zu kauen. Wenn im Mai der erste Löwenzahn wuchs, half ich meinem Vater, die jungen Blätter zu pflücken, aus denen wir mit etwas Sauerkraut und Öl einen Salat zubereiteten. Und im Sommer gingen wir regelmäßig zum Brennnesselsammeln, denn wir liebten Brennnessel-Kartoffelsuppe. Es verging kaum ein Sonntag, an dem mein Vater und ich nicht im Wald waren und mit Körben voll wilder Beeren zurückkamen. Leider verstand ich damals noch nicht, wie wichtig es ist, unsere tägliche Ernährung um essbare Wildpflanzen zu bereichern. Damals machte mir das Sammeln einfach nur Spaß, und ganz nebenbei schonte es auch den Geldbeutel der Familie. Erst viele Jahrzehnte später begriff ich rückblickend, wie wunderbar es war, all diese Dinge von meinen Vater gelernt zu haben, denn damit legte er den Grundstein für meine spätere ernsthafte Suche nach Heilmitteln aus der Natur.

Mit sechzehn machte ich Abitur, setzte mich ins Flugzeug und flog in neun Stunden nach Moskau, wo ich mich an der Staatlichen Pädagogischen Hochschule einschrieb. Ich wollte Lehrerin für Englisch und Kunsterziehung und darüber hinaus auch noch Krankenschwester werden. Zu Zeiten der UdSSR war es vorgeschrieben, dass alle Lehramt-Studentinnen zusätzlich eine Ausbildung als Krankenschwester absolvierten. Wir hatten sechs Tage pro Woche Unterricht, wovon ein Tag unserer medizinischen Ausbildung gewidmet war. Diese fand nicht nur im Hörsaal statt, sondern auch in Krankenhäusern, ja sogar in der Leichenhalle.

Ich liebte die Medizin über alles – bis zu jenem Tag, als ich meinen Dienst als Krankenschwester in einer Kinderklinik antrat. Meine rosaroten Träume von der „guten Fee im weißen Kittel" zerplatzten schon bald an den harschen Klippen von Krankheit und Leid. Ich kann mich noch daran erinnern, wie ich die Kinder beobachtete, die an allen erdenklichen Krankheiten litten. Die Kinderärzte und Schwestern versuchten es mit dieser und jener Therapie, doch alles, was ihnen zur Verfügung stand, schien nicht wirklich zu helfen. Ich fühlte mich hilflos und war zutiefst verstört. Nach nur einem Monat kündigte ich. Damals kamen mir erste Zweifel an den Möglichkeiten der

Schulmedizin, und ich begann, über alternative Heilweisen nachzudenken, die diesen bedauernswerten Kindern vielleicht helfen konnten.

Trotzdem war ich immer noch davon überzeugt, dass die Schulmedizin die modernsten und fortgeschrittensten Heilmethoden zu bieten hatte. Ich nahm weiterhin Aspirin, wenn ich Fieber hatte, ging zum Arzt, wenn ich krank war, und befolgte jede seiner Anweisungen genau. Als ich verheiratet war und ein Kind hatte, brachte ich meinen Sohn jedes Mal ins Krankenhaus, wenn er krank war – und das war er ziemlich oft. Die Ärzte verschrieben ihm dann regelmäßig Unmengen an Antibiotika und anderen Pillen, und ich hatte eine Höllenangst davor, auch nur eine Medikamentengabe auszulassen, weil ich fürchtete, er könnte dann vielleicht nicht wieder gesund werden. Auf die Idee, dass es etwas geben könnte, wovon all diese Ärzte keine Ahnung haben, bin ich gar nicht erst gekommen.

Über viele Jahre hinweg glaubte ich, es sei einfach nur eine der zahllosen Ungerechtigkeiten des Lebens, dass manche Menschen, besonders Kinder, so oft krank werden und leiden müssen. Als mein Ältester, Stephan, fünf Jahre alt war, mussten ihm die Mandeln entfernt werden. Ich sehe mich noch heute hilflos neben seinem Bett sitzen. Mein kleiner Junge schaute mich mit seinen großen altklugen Augen an. Er war sehr blass und atmete schwer. Ich war zutiefst unglücklich, ihn leiden zu sehen, sodass es mir fast die Luft zum Atmen nahm.

Zufällig traf ich auf dem Heimweg vom Krankenhaus eine Freundin, der ich mein Unglück klagte. Doch statt mich zu bedauern, begann sie zu meinem Entsetzen, lautstark auf mich einzuschimpfen. Ich sei dumm und gefühllos, schalt sie mich und drückte mir schließlich ein Buch in die Hand: *Wunder des Fastens* von Paul Bragg. Ich fing noch am selben Abend an zu lesen – und konnte nicht mehr aufhören. In dem Buch hieß es, Krankheit sei kein unabänderliches Schicksal. Wir selbst könnten unsere Gesundheit – und die Gesundheit unserer Lieben – in vielen Fällen deutlich verbessern. Paul Bragg erklärte, dass der menschliche Körper sich selbst heilen kann, wenn wir für die richtigen Bedingungen sorgen: gesunde Ernährung, reines Wasser, saubere Luft usw. Sein Buch öffnete mir die Augen für die Erkenntnis, dass unser Körper nicht unser Feind, sondern unser Freund ist, dem nur an unserem Wohlergehen gelegen ist. Statt die Symptome zu behandeln, sollten wir versuchen, die Krankheitsursachen – Mangelernährung, Giftstoffbelastung, Stress usw. – zu beseitigen. Ich las, wie ich meine Gesundheit und die meines Sohnes verbessern konnte, wenn ich mich an den einfachen Rat des Autors hielt. Die in diesem Buch vermittelte Vorstellung von der menschlichen Gesundheit erschien mir sinnvoll – zum ersten Mal in meinem Leben. Obwohl mein Junge noch immer im Krankenhaus lag, war der Gedanke, dass ich all meine Fehler nicht wiederholen würde, für mich eine große Erleichterung.

Doch ich hatte Paul Braggs Buch genau einen Tag zu spät in die Hände bekommen. Hätte ich es einen Tag früher gelesen, hätte ich niemals meine Einwilligung gegeben, dass mein Sohn operiert wird. Da ich unbedingt weitergeben wollte, was ich erfahren hatte, fing ich an, eine russische Übersetzung des Buches anzufertigen. Ich schrieb jede Seite mit Kugelschreiber auf fünf Blatt extra dünnes Papier, zwischen die ich jeweils Kohlepapier legte. Den ganzen Abend saß ich da und schrieb, und das tat mir gut. Als ich den blauen Kuli leer geschrieben hatte, nahm ich einen grünen und dann einen roten. Ich schrieb die ganze Nacht hindurch und hörte erst auf, als der Morgen schon dämmerte.

Ich wollte tausend Kopien von diesem Buch anfertigen und sie in Moskau verteilen, doch leider gab es zu dieser Zeit noch keine Kopierer. Also versorgte ich zunächst ein paar meiner engsten Freunde mit Kopien, von denen ich glaubte, dass sie Braggs weisen Rat am dringendsten brauchten. Wenn ich schon meinen eigenen Sohn einer unnötigen Operation ausgesetzt hatte, so sollten wenigstens meine Freunde dies nicht mit ihren Lieben tun müssen.

Vermutlich musste ich selbst erst ein gewisses Quantum an Leid erfahren, bevor ich das grundlegende Prinzip der menschlichen Gesundheit verstehen konnte: Der menschliche Körper ist mit Selbstheilungskräften ausgestattet. Er ist darauf programmiert, sich auf ganz natürliche Weise – ohne Tabletten, Salben und Injektionen – selbst zu reparieren. Natürlich müssen wir bei schweren Verletzungen und lebensbedrohlichen Krankheiten zum Arzt gehen, doch alle weniger gravierenden Leiden wie Kopfschmerzen, Erkältungen oder leichtes Fieber können – und sollten – anders behandelt werden. Durch eine gesunde Ernährung und einen natürlichen Lebensstil können wir solchen Problemen vorbeugen. All das leuchtete mir ein. In der Folge wurden alle in meiner Familie zu Vegetariern. Wir schafften einen Entsafter an und machten jeden Montag Wasserfasten.[6] Außerdem gingen wir das ganze Jahr über ins Freie zum Schwimmen.

Das Buch von Paul Bragg hatte auf mich eine unmittelbare und einschneidende Wirkung, die sich – da bin ich mir sicher – wesentlich von der Reaktion eines durchschnittlichen amerikanischen Lesers unterschied. Stellen Sie sich eine Russin vor, die ein umwälzendes Buch aus der Feder eines amerikanischen Autors liest. Beim Lesen entstand vor meinem inneren Auge das Bild eines Landes, in dem alle Menschen regelmäßig wasserfasten und ausschließlich gesunde Nahrungsmittel zu sich nehmen. Ich träumte davon, eines Tages das *Bragg Health Institute*[7] in Los Angeles zu besuchen, das Bragg in seinem Buch so plastisch beschrieben hatte. Da das Buch bereits 1966 erschienen war, nahm ich an, dass jeder Amerikaner es kannte.

Nachdem ich *Wunder des Fastens* gelesen hatte, begann ich, mehr auf die Lebensmittel zu achten, die in amerikanischen Filmen und Zeitschriften zu sehen waren. Mir fiel auf, dass sie oft einzeln und farbenfroh abgepackt waren und dass auf der Packung, wie ich von anderen Leuten erfuhr, die verwendeten Zutaten aufgedruckt waren.

In der Sowjetunion hingegen wurden die meisten Lebensmittel lose verkauft. Ich kann mich noch gut daran erinnern, wie ich, mit mehreren selbst genähten Stofftaschen ausgestattet, zum Einkaufen ging und z. B. 1 Pfund Reis, 1 Kilo Buchweizen, 200 Gramm Rosinen, 200 Gramm Hülsenfrüchte, 1 Kilo Kartoffeln, Karotten, Zwiebeln, Rote Bete oder anderes Gemüse hineinpackte. Hatte ich mal keine Tasche dabei, wurden die Lebensmittel in Papiertüten gesteckt, die leider leicht rissen. Jeder, den ich kannte, hatte eine braune Glasflasche, in die Speiseöl abgefüllt wurde. Die Milch brachten wir in emaillierten Milchkannen nach Hause. Da die Milch roh und nicht pasteurisiert war, wurde sie innerhalb von zwei oder drei Tagen sauer. Abgepackte Lebensmittel waren in Moskau und in den anderen großen Städten kaum zu finden. Irgendwie dachte ich, dass die Amerikaner mehr von Lebensmitteln verstünden als wir Russen und dass ihre Ernährung „besser" sei. Ich glaubte auch, dass die bunten Verpackungen mit ihren Nährwertangaben eine wichtige Rolle bei einer gesunden Ernährung spielen. Und so erzählte ich meinen Freunden ganz begeistert von den vielen Reformhäusern in Amerika.

Sie können sich vermutlich vorstellen, wie aufgeregt ich war, als mir die *University of Colorado* 1989 eine Gastprofessur für russische Sprache und Literatur anbot. Bald darauf zogen mein Mann, meine drei Kinder und ich nach Denver – bereit, den lang ersehnten „Traum vom amerikanischen Leben" endlich in Wirklichkeit zu genießen.

Jeder Vorteil hat auch einen Nachteil.
— Lateinisches Sprichwort

Bei unserem ersten Besuch in einem amerikanischen Supermarkt war ich ganz aus dem Häuschen angesichts des unüberschaubaren Angebots an bunten, praktischen Verpackungen. All die „fettarmen" und „fettfreien" Produkte, mit denen wir unseren Einkaufswagen bis zum Rand füllten, begeisterten mich. Eine freundlich lächelnde Kassiererin meinte, wir könnten so viele Plastiktüten nehmen, wie wir wollten. Wie einfach und verführerisch es doch immer wieder ist, schlechte Gewohnheiten zu übernehmen, selbst wenn man es eigentlich besser weiß! Wenn die Menschen in Ihrem Umfeld sich von der Versuchung abgepackter Fertiggerichte verführen lassen, so ist die Wahrscheinlichkeit hoch, dass Sie es ihnen gleichtun. Und genau das geschah mir und meiner Familie. Schnell, leicht und ohne irgendwelche größeren inneren Widerstände passten wir uns den amerikanischen Essgewohnheiten an und ernährten uns bald so wie jeder durchschnittliche Amerikaner.

Da uns die Anpassung an das Leben in einem neuen Land ordentlich auf Trab hielt, merkten wir gar nicht, wie schnell der Zeiger auf der Waage nach oben schnellte und wie sich umgekehrt unsere Gesundheit ständig verschlechterte. Schließlich erkrankten mein Mann, unsere beiden jüngeren Kinder und ich 1993 schwer. Ich war erst achtunddreißig Jahre alt, wog 140 Kilo und legte weiter an Gewicht zu. Aufgrund meiner Wasseransammlungen hatte ich ständig geschwollene Beine und nachts spürte ich manchmal meinen linken Arm nicht mehr. Ich weiß noch, dass ich ständig müde und abgeschlagen war. Man diagnostizierte bei mir Herzrhythmusstörungen, wie mein Vater sie hatte – mit fünfundsechzig.

Mein Mann Igor litt an einer sich zunehmend verschlimmernden Schilddrüsenüberfunktion und an chronischer Polyarthritis. Auch er war ständig müde und hatte permanent Schmerzen. Zu meinem Entsetzen eröffnete ihm sein Arzt bald darauf, dass er den Rest seines Lebens wohl im Rollstuhl würde verbringen müssen. Ich hatte damals regelrecht Angst, dass wir beide sterben könnten und unsere Kinder zu Waisen würden.

Unsere Tochter Valya litt seit ihrer Geburt an Asthma und verschiedenen Allergien, doch in Russland hatte ihr das kaum zu schaffen gemacht. Wenn sich überhaupt Symptome zeigten, so waren diese nur schwach ausgeprägt. Hier in Denver wachte sie jedoch fast jede Nacht mit Husten auf, der sich erst wieder legte, wenn Igor ihr eine Lymphdrainage gab. Zu allem Überfluss erkrankte 1993 auch noch unser Sohn Sergei im Alter von neun Jahren an Diabetes.

Natürlich überlegten wir, ob wir vielleicht wieder zu vegetarischer Kost zurückkehren sollten, aber irgendwie hatte das Ganze für uns seinen Reiz verloren. Im Grunde war uns gar nicht klar, wie schlecht wir uns ernährten, seit wir in Amerika lebten. Wir erkannten den Zusammenhang zwischen unserer schlechten Gesundheit und unserer Nahrung nicht. Ganz im Gegenteil: Wir waren wie alle anderen davon überzeugt, dass wir uns gesund ernährten, obwohl nicht einer unserer amerikanischen Freunde je von Paul Bragg oder seinem Buch gehört hatte.

Ein Genie macht keine Fehler. Seine Irrtümer sind Tore zu neuen Entdeckungen.
— James Joyce

Trotzdem machte ich mich auf die Suche nach alternativen Behandlungsmethoden, um meine Familie und mich zu heilen. Ich las verschiedene medizinische Lehrbücher, aber am Ende landete ich doch wieder bei der Naturheilkunde – und bei der Rohkost als Weg zu dauerhafter Gesundheit.

Im Januar 1994 beschlossen wir, zur *Raw Family* zu werden: Wir schalteten den Herd ab und das Kochen ein. Und stellen Sie sich vor: Auf diese Weise gelang es uns, alle unsere lebensbedrohlichen Krankheiten zu heilen. Sogar Sergeis Blutzuckerwerte stabilisierten sich durch unsere neue Form der Ernährung und durch regelmäßiges Joggen. Seit er ausschließlich Rohkost zu sich nimmt, hat er keine Diabetessymptome mehr. Zu unserem großen Erstaunen wurden wir durch Rohkost nicht nur sehr schnell wieder gesund. Wir waren gesünder als je zuvor. Unser Gesundheitszustand verbesserte sich so schnell, dass wir vier nach dreieinhalb Monaten sogar am *Bolder Boulder*, dem alljährlich stattfinden Stadtlauf über 10 Kilometer, teilnehmen konnten.

Interessanterweise litten mein Vater und ich etwa zur selben Zeit unter Herzrhythmusstörungen. Ich aber wurde vollkommen beschwerdefrei, sobald ich auf Rohkost umgestellt hatte. Mein Vater hingegen befolgte weiterhin die Anweisungen seines Arztes und schluckte Pille um Pille. Manchmal bat er mich auch, ihm Medikamente aus Amerika nach Russland zu schicken. Ich fühlte mich immer ganz schrecklich, wenn ich in die Apotheke fuhr, um seine Pillen zu besorgen. Wenig später erlitt er seinen ersten Herzinfarkt. Daraufhin lud ich ihn ein, nach Amerika zu kommen und bei uns zu leben. Ich hoffte, ihn dazu bringen zu können, mehr frisches Obst und Gemüse zu essen. Mein Vater blieb einen Monat und in dieser Zeit ernährte er sich hauptsächlich von Rohkost und machte täglich lange Spaziergänge. Als er abreiste, ging es ihm sehr viel besser, und das nach nur einem Monat Rohkost. Leider bekam er ein paar Jahre später mit dreiundsiebzig einen zweiten Herzinfarkt, der tödlich endete.

Die nächsten sieben Jahre lebte unsere gesamte Familie von Rohkost. Ich gab meine Stelle an der Universität auf und begann, mit Vorträgen über unseren rohköstlichen Lebensstil an die Öffentlichkeit zu gehen. Unsere Kinder bekamen nun Hausunterricht, wir reisten viel in den USA herum, besuchten alle fünfzig Bundesstaaten und hielten zahlreiche Informationsveranstaltungen über Ernährung ab. Während dieser Zeit kam auch unser erstes Buch heraus: *Raw Familiy. A True Story of Awakening*. Schließlich landeten wir in Ashland, Oregon, wo wir unter dem Namen „Raw Familiy"[8] unseren Familienbetrieb gründeten. Es ging uns großartig, doch im Laufe der Zeit schlich sich allmählich das Gefühl ein, dass wir einen toten Punkt erreicht hatten. Unsere Gesundheit machte keine Fortschritte mehr und wir fühlten uns zunehmend unwohl mit der Art, wie wir uns ernährten. Wenn ich Rohkost aß, lag sie mir nun oft schwer im Magen, selbst wenn es nur ein grüner Salat mit einem leichten Dressing war.

Schließlich nahm ich nur noch Obst und Nüsse zu mir, was zur Folge hatte, dass ich schlagartig zunahm. Meine ganze Familie war mittlerweile in puncto Ernährung verunsichert. Jeder schien sich zu fragen: „Was essen wir denn nun am besten?" Oft hatten wir eindeutig Hunger, aber überhaupt keine Lust auf unsere typischen rohköstlichen Lebensmittel: Obst, Gemüse, Nüsse, Samen und Trockenobst. Wir hatten das Gefühl, in einer Sackgasse zu stecken. Ich weiß noch, wie Igor ständig in den Kühlschrank schaute und sagte: „Ich wünschte, ich hätte auf irgendwas von dem Zeug da Appetit."

Zuerst dachten wir, wir hätten vielleicht zu viel gegessen. Tatsächlich kehrte mit ein paar Fastenkuren, etwas Sport, ausgedehnten Wanderungen und intensiver körperlicher Arbeit der Appetit zurück. Jeder von uns war überzeugter Rohköstler, und so ermutigten wir uns gegenseitig, um jeden Preis daran festzuhalten. Viele meiner Freunde berichteten von ähnlichen Erfahrungen. Sie hatten meist ihre ausschließlich rohköstliche Ernährung aufgegeben und waren zu mehr gekochter Nahrung zurückgekehrt. Wir aber wollten das nicht und unterstützten uns dabei gegenseitig.

Gleichzeitig gab es kleine, aber nicht zu übersehende Anzeichen sich verschlechternder Gesundheit wie eine Warze auf der Hand oder graue Haare. Dies ließ bei uns Zweifel aufkommen: Versorgte uns unsere derzeitige Rohkosternährung wirklich vollwertig? Schließlich mussten wir uns eingestehen, dass dabei irgendetwas Wichtiges schlichtweg fehlte. Als meine Kinder dann auch noch klagten, ihre Zähne würden immer empfindlicher, machte ich mich erneut auf die Suche nach Informationen über jedes einzelne Lebensmittel. Ganz nach dem Motto meiner Oma und ihres Lieblingszitats aus der Bibel: „Wer da sucht, der findet" (Matthäus 7,8).

Und nach zahlreichen Fehlversuchen fand ich tatsächlich die Lösung. Ich entdeckte eine Gruppe von Nahrungsmitteln, die nahezu den gesamten Vitalstoffbedarf des Menschen deckt: grünes Blattgemüse. Unser Problem war, dass wir nicht genügend Grünzeug aßen, und, um ganz ehrlich zu sein, es auch nicht besonders mochten. Wir wussten zwar, dass grünes Blattgemüse wichtig war, hatten aber nie irgendwo Angaben darüber gefunden, welchen Anteil der menschlichen Ernährung es ausmachen sollte. Wir fanden nur die reichlich vage Empfehlung, so viel wie möglich davon zu essen. Um genauere Zahlen zu bekommen, wie groß der Anteil an grünem Blattgemüse in der Ernährung sein sollte, wandte ich mich der Zoologie zu. Der genetisch nächste Verwandte des Menschen ist der Schimpanse, mit dem der Mensch geschätzte 99,4 Prozent seines Genmaterials teilt.[9] Schimpansen besitzen darüber hinaus eine gut ausgeprägte Immunabwehr gegen AIDS, Hepatitis C, Krebs und andere beim Menschen zumeist tödlich verlaufende Krankheiten.[10]

Meine Recherchen ergaben, dass wir täglich etwa ½ Kilo grünes Blattgemüse zu uns nehmen müssten, um es den Schimpansen gleichzutun. Jetzt war mir klar, dass ich einen neuen Ansatz finden musste. Da ich mich intensiv mit menschlicher Anatomie beschäftigt hatte, wusste ich, dass grünes Blattgemüse im Verdauungstrakt in verflüssigter Form vorliegen muss, damit es optimal verwertet werden kann, denn sein hoher Zellulosegehalt macht es schwer verdaulich. Bei gesunden Menschen ohne ernährungsbedingte Mangelerscheinungen wird grünes Blattgemüse zunächst durch zwei unterschiedliche Prozesse aufgespalten: Gutes Kauen und die anschließende Durchmischung des Speisebreis mit Magensäure sind die Voraussetzungen für eine ausreichende Verwertung durch das Verdauungssystem.

Zu jener Zeit fehlten mir schon einige Backenzähne und Magensäure hatte ich nur wenig. Also fing ich an, mich nach Möglichkeiten umzusehen, wie man große Mengen Grünzeug zu Flüssigkeit verarbeiten kann, ohne dass dabei Nähr- und Vitalstoffe verloren gehen. Und so beschloss ich als Erstes, das dunkelgrüne Blattgemüse in einem Hochleistungsmixer zu pürieren. Kaum hatte ich das Gemüse mit Wasser gemixt und den Deckel abgenommen, schlug mir ein schrecklicher Geruch entgegen. Sofort machte ich den Deckel wieder zu. Dieses Gebräu würde ich niemals runterbringen. Aber ich wusste, dass ich auf der richtigen Fährte war, und so suchte ich weiter nach der optimalen Zubereitungsform.

Ein paar Tage später begann ich, Jane Goodalls Buch *The Chimpanzees of Gombe* zu lesen. In einem Absatz erwähnt sie, dass Schimpansen Obst in ein grünes Blatt wickeln und das Ganze wie ein Sandwich verzehren. Ungläubig starrte ich auf die Zeilen, die ich gerade gelesen hatte, denn mehrere Ernährungspäpste vertraten in ihren Büchern die Ansicht, dass die Kombination von Obst und grünem Blattgemüse für den Menschen nicht gut verträglich sei. Doch dann sagte ich mir: „Na ja, vielleicht wissen es die Schimpansen ja besser."

Ich hatte noch Grünzeug im Kühlschrank und auf der Arbeitsfläche lagen Bananen. Also schälte ich die Bananen und mixte sie mit etwas Grünkohl. Zögernd nahm ich den Deckel vom Mixer, doch zu meiner Erleichterung roch es darin süß. Ich kostete die grüne Mixtur – und sie schmeckte genauso wie ein Bananen-Smoothie. Ich trank ihn in einem Zug. Dabei verzehrte ich eine vergleichsweise große Menge grünes Blattgemüse, ohne dass mein Körper oder meine Geschmacksknospen sich mit aller Macht dagegen gewehrt hätten. Mir wurde kein bisschen übel. Und um ganz ehrlich zu sein: Zum ersten Mal in meinem Leben schmeckte mir Grünzeug so richtig gut! Ich führte einen kleinen Freudentanz in meinem Büro auf.

Anschließend testete ich mein grünes Gebräu an ein paar anderen Menschen. Ich mixte Grünkohl mit Bananen und begab mich mit einem Krug voller Smoothie und ein paar Pappbechern auf die Straße vor meinem Büro. Ein paar Schüler der Massageschule von nebenan hatten gerade Mittagspause. Ich ging auf sie zu und fragte, ob sie nicht eine „besondere Leckerei" kosten möchten. Als die jungen Leute das spinatgrüne Etwas sahen, das durch die gläserne Wand des Kruges schimmerte, meinten sie abwinkend: „Nein danke, wir haben schon gegessen." Aber ich ließ nicht locker und konnte sie schließlich doch dazu überreden, meine Mixtur wenigstens einmal zu probieren.

Kaum hatten sie probiert, strahlten sie übers ganze Gesicht und wollten noch mehr davon. Ich schwebte auf Wolke sieben! Und einer von den jungen Leuten fragte schließlich: „Was haben wir denn da eigentlich getrunken?" Ich hatte mir noch keinen Namen ausgedacht für meine Erfindung und schaute nachdenklich in den leeren Krug. Sein Inhalt war grün und erinnerte an die cremigen Fruchtgetränke aus ganzem Obst, die ich früher so gern getrunken hatte, also sagte ich einfach: „Einen grünen Smoothie."

Die Nachricht von der Entdeckung der grünen Smoothies verbreitete sich wie ein Lauffeuer. Ich mixte pausenlos Smoothies und versuchte es auch mit Äpfeln und anderen Blattgemüsesorten. Als ich Feierabend machen wollte, kamen noch mehr Leute aus unserem Bürokomplex und wollten einen grünen Smoothie probieren. Und sogar unser Paketzusteller fand Geschmack daran.

Ich mixte und mixte und kaufte kistenweise Obst und Gemüse. Es machte mir nichts aus, dass ich viel Geld ausgab, um Freunden und Bekannten meine grünen Smoothies anzubieten, denn ich genoss ihre begeisterten positiven Rückmeldungen. Bald hörte man die Leute an allen Ecken und Enden unserer Stadt (und auch außerhalb) von „grünen Smoothies" reden.

Grünes Blattgemüse in Form von Smoothies zu verzehren ist so einfach und so wenig zeitaufwendig, dass ich ganz selbstverständlich Tag für Tag neue Kombinationen von Obst und Grünzeug entdeckte. Nach ein paar Wochen konnte ich feststellen, dass sich der Gesundheitszustand meiner Familie verbessert hatte. Und ich selbst fühlte mich so energiegeladen wie nie zuvor und meine geschmacklichen Vorlieben begannen, sich zu verändern. Mein gelegentlicher Heißhunger auf schwere, ölhaltige

Lebensmittel wie Nüsse oder Cracker war wie weggeblasen. Stattdessen hungerte mein Körper so massiv nach grünem Blattgemüse, dass ich mich ein paar Wochen lang fast ausschließlich von grünen Smoothies ernährte. Alle in unserer Familie fühlten sich gesünder, leichter und glücklicher.

Aber an dieser Stelle muss ich gestehen, dass mir die Idee, Grünzeug in den Mixer zu geben, nicht völlig neu war. Zehn Jahre zuvor, 1994, hatte unsere ganze Familie an einem Kurs am *Creative Health Institute* in Michigan teilgenommen, wo wir von den außergewöhnlichen Heilkräften der „Energiesuppe" erfuhren, die aus Sprossen, Avocado und Apfel gemacht wird. Diese Suppe ist eine Erfindung von Ann Wigmore, die im 20. Jahrhundert Pionierarbeit für einen Lebensstil auf der Grundlage naturbelassener, lebendiger Nahrung geleistet hat. Obwohl man uns dort unermüdlich auf den außergewöhnlich hohen gesundheitlichen Nutzen dieser Suppe hingewiesen hatte, schafften es die wenigsten Gäste am Institut, mehr als ein paar Löffel davon zu essen. Und das hatte einen einfachen Grund: Die Suppe schmeckte scheußlich.

Andererseits war ich tief beeindruckt von den Erfahrungsberichten all der Leute, die diese Suppe regelmäßig gegessen und so ihre Gesundheit wiederhergestellt hatten. Wieder zu Hause versuchte ich damals verzweifelt, die Energiesuppe geschmacklich zu verbessern, denn ich wollte, dass auch meine Familie von ihren gesundheitlichen Vorzügen profitiert. Diese Versuche gab ich aber endgültig auf, als ich hörte, was Valya ihrem Bruder im Garten zurief: „Los, lauf! Mama macht schon wieder diese grüne Pampe!"

Obwohl es unzählige Beweise für die Wirksamkeit dieser Energiesuppe gab, musste ich feststellen, dass selbst Menschen, die auf ihre Wirkung schworen und alles daran setzten, sie regelmäßig zu essen, sich nicht dazu überwinden konnten. Und nun – zehn Jahre, nachdem ich zum ersten Mal von der Energiesuppe gehört und längst alles wieder vergessen hatte – stellte ich fest, dass ich auf ganz anderen Wegen letztlich dasselbe Prinzip verfolgte: grünes Blattgemüse im Mixer zu pürieren.

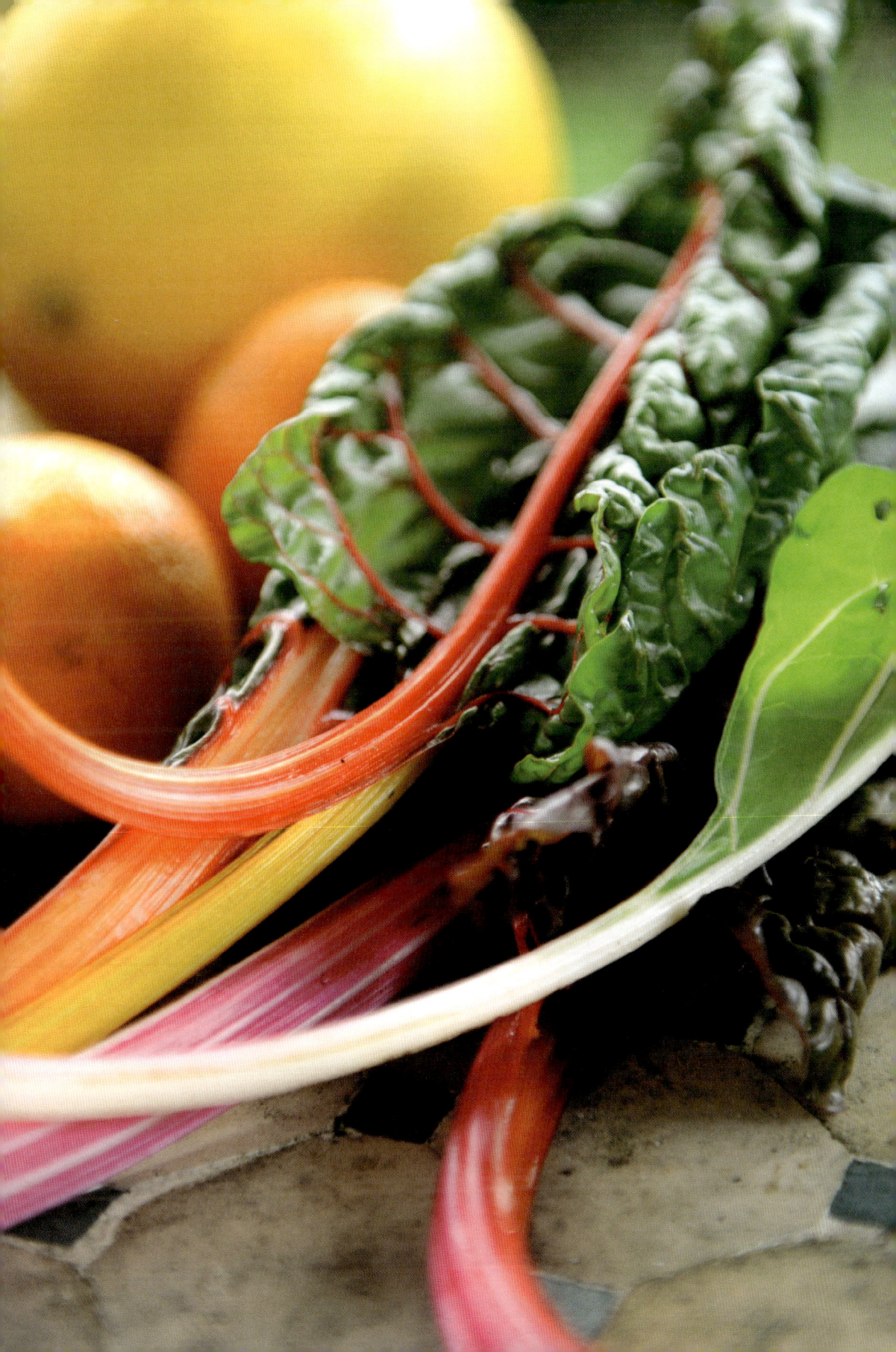

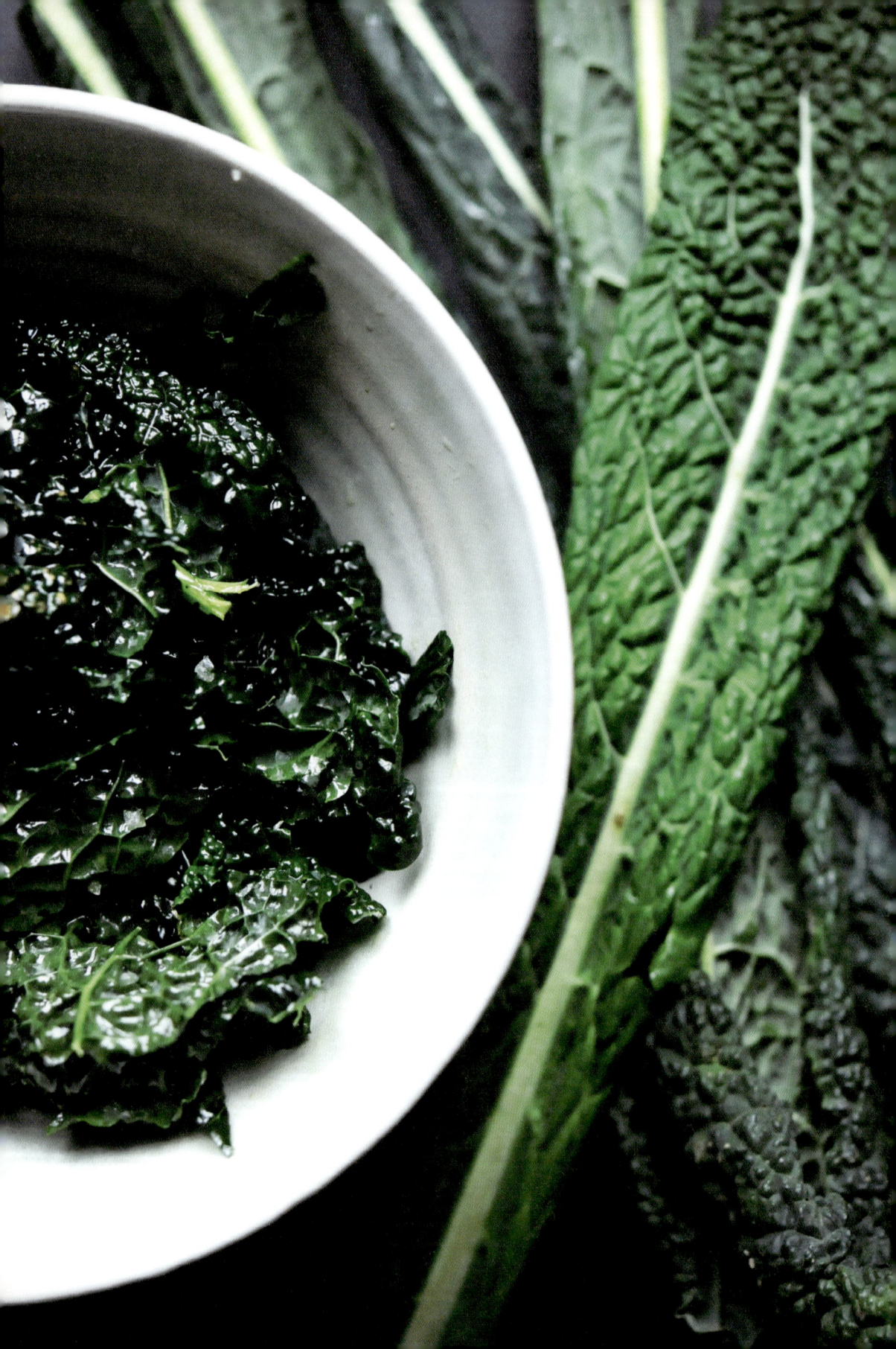

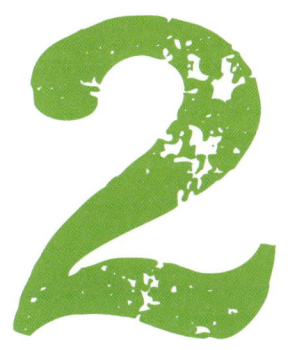

Grünes Blattgemüse ist Energie pur

Die wertvollsten ... Nahrungsmittel der Erde sind die
mit dem höchsten Chlorophyllgehalt.
— Dr. Mark Sircus

Heutzutage ist den wenigsten Menschen bewusst, dass sie sich dem Risiko ernsthafter Erkrankungen wie Diabetes, Osteoporose, Depression, Herzleiden, Fettleibigkeit und sogar Krebs aussetzen, wenn sie kein grünes Blattgemüse essen. Im günstigsten Fall sind Menschen, die kein Grünzeug verzehren, sichere Kandidaten für einen Vitamin-K- und Luteinmangel, da nur grünes Blattgemüse diese beiden lebenswichtigen Vitalstoffe in natürlicher Form enthält. Ein Vitamin-K-Mangel macht sich häufig in Form von Osteoporose, Blutgerinnungshemmung, erhöhter Blutungsneigung, Nasenbluten, Zahnfleischbluten und vielen anderen Störungen bemerkbar. Symptome für einen Luteinmangel können Herzprobleme oder ein schlechtes Sehvermögen sein. Haben Sie schon einmal darauf geachtet, wie viele Brillenträger es heute in allen Altersschichten und besonders unter Kindern gibt? Als ich in den 1960er-Jahren die Schulbank drückte, trug von uns 35 Schülern gerade mal ein Mädchen eine Brille. Weder mein Großvater noch meine Urgroßmutter brauchten eine Brille, und beide wurden über neunzig. Ich glaube, die Tatsache, dass immer mehr Menschen schlecht sehen, ist darauf zurückzuführen, dass sie zu wenig grünes Blattgemüse und zu viel industriell verarbeitete Nahrungsmittel zu sich nehmen.

Neben Lutein und Vitamin K gibt es noch viele weitere Vitalstoffe, die zwar theoretisch auch in anderen Lebensmitteln enthalten sind, ausreichend jedoch nur in frischem grünem Blattgemüse vorkommen. Das Grünzeug liefert uns lebenswichtige Mineralstoffe wie Eisen, Kalzium und Kalium in Hülle und Fülle sowie eine Vielfalt an unterschiedlichen Vitaminen wie z. B. Folsäure (B-Komplex), welche darin in großen Mengen enthalten ist.

Grünes Blattgemüse versorgt uns darüber hinaus mit einer Reihe sekundärer Pflanzenstoffe, die auch als „Phytamine" bezeichnet werden. Diese können uns, neben vielen anderen positiven Wirkungen, auch vor Zellschäden schützen. Dunkelgrünes Blattgemüse enthält die essenziellen Omega-3-Fettsäuren und hat uns unter allen Lebensmitteln Kalorie für Kalorie die höchste Konzentration an Vitalstoffen zu bieten. Besonders hervorzuheben ist sein hoher Gehalt an Magnesium, dem König unter den Mineralstoffen, denn es erfüllt eine Vielzahl verschiedener Aufgaben. So wird es etwa für die Aktivität von etwa dreihundert verschiedenen Enzymen im menschlichen Körper benötigt.

Schauen Sie sich die nachstehenden Moleküle und ihre Strukturformeln doch einmal näher an:

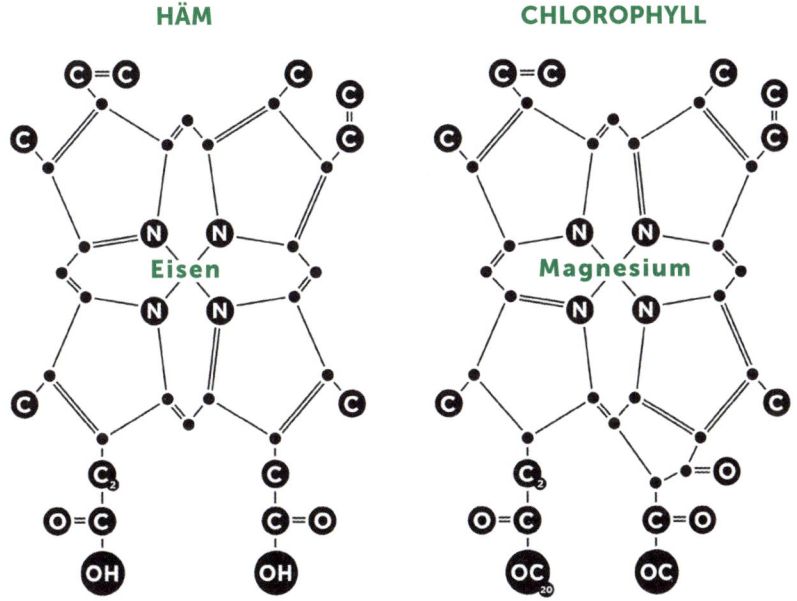

HÄM   **CHLOROPHYLL**

Strukturformeln erstellt von Katya Korobkina

Das Molekül links ist ein Häm, einer der Bausteine des Hämoglobins, das in unserem Körper für die Sauerstoffbindung zuständig ist. Die Strukturformel rechts zeigt ein Chlorophyllmolekül. Die beiden sind, wie Sie sehen, sehr ähnlich aufgebaut. Der Hauptunterschied zwischen beiden Molekülen besteht in den jeweiligen Zentralatomen: Eisen beim Häm und Magnesium beim Chlorophyll. Diese große strukturelle Ähnlichkeit macht meines Erachtens deutlich, welche Bedeutung Chlorophyll sowohl für unser Blut als auch für unseren gesamten Körper hat. Chlorophyll ist eine ganz wunderbare Substanz, die im Wesentlichen aus konzentriertem Sonnenlicht besteht und im menschlichen Körper ungeahnte Heilkräfte entfalten kann.

Die heilsamen Eigenschaften des Chlorophylls sind weitestgehend dem Magnesium als Zentralatom des Chlorophyllmoleküls zuzuschreiben. Da die Menschen seit dem Beginn der industriellen Revolution immer weniger grünes Blattgemüse verzehrt haben, leiden sie heute vielfach unter ernsthaftem Magnesiummangel: In Deutschland ist mittlerweile nahezu jeder zweite von Magnesiummangel betroffen.[11] Dem Landwirtschaftsministerium der Vereinigten Staaten (*United States Department of Agriculture,* USDA) zufolge leiden 80 Prozent der US-Amerikaner an chronischem

Magnesiummangel, der zu den Hauptursachen für das epidemische Ausmaß chronischer und degenerativer Erkrankungen wie z. B. Herzleiden, Osteoporose, Diabetes, Depressionen und diversen Autoimmunerkrankungen gehört.

Würde gegen den Magnesiummangel in der Bevölkerung endlich etwas unternommen, statt ihn wie bisher zu ignorieren, würden in der medizinischen Versorgung wahre Wunder geschehen.
— Dr. Mark Sircus

Millionen von Menschen, die an „unheilbaren" Krankheiten leiden, könnte also geholfen werden, wenn die mangelhafte Versorgung mit Magnesium endlich beseitigt würde. Dr. Dennis Goodman, ein bekannter amerikanischer Herzspezialist, schreibt dazu: „An erster Stelle ist festzuhalten, dass eine unzureichende Versorgung des Körpers mit Magnesium das Risiko, einen Herzinfarkt zu erleiden, drastisch erhöht. Dieser stellt in den USA die Todesursache Nummer eins dar."[12]

Eine ausreichende Magnesiumzufuhr könnte also Hunderttausende von Menschen vor dem plötzlichen Tod durch Herzversagen bewahren, der häufigsten natürlichen Todesursache in den USA, die jährlich etwa 325.000 Erwachsene das Leben kostet. In Deutschland sind die Zahlen nicht weniger beunruhigend: Im Jahr 2010 ließen sich rund 41 Prozent aller Todesfälle auf Herz-Kreislauf-Erkrankungen zurückführen. Wie ein Hoffnungsschimmer am Horizont wirkt da eine Veröffentlichung des *American Journal of Clinical Nutrition*: In einer Studie werteten Forscher die Daten von 88.000 Frauen aus, die über 26 Jahre hinweg medizinisch beobachtet wurden. Jene Frauen, deren durchschnittliche Magnesiumzufuhr im oberen Viertel aller Untersuchten lag, hatten altersentsprechend ein um 34 Prozent geringeres Risiko, einen plötzlichen Herztod zu erleiden. Die Forschungsergebnisse einer von Dr. Lina Del Gobbo von der *Harvard School of Public Health* durchgeführten Studie bestätigen diese Angaben: Danach kann die ausreichende Magnesiumzufuhr das Gesamtrisiko einer Erkrankung des Herz-Kreislauf-Systems (einschließlich Herzinfarkt und Schlaganfall) um bis zu 22 Prozent senken.[13]

Der Verzehr von grünem Blattgemüse und grünen Smoothies kann auch Millionen von Diabetikern unnötiges Leid ersparen. Zwei neuere Studien kommen zu dem Schluss, dass Nahrungsmittel mit einem hohen Magnesiumgehalt das Risiko, an Typ-2-Diabetes zu erkranken, selbst bei stark übergewichtigen Personen deutlich vermindern können. Diese Stoffwechselerkrankung ist besonders in den westlichen Industrienationen verbreitet. In Deutschland litten 2012 etwa 9 Prozent aller Erwachsenen an Typ-2-Diabetes.[14] Weltweit lebten im Jahr 2010 nach Angaben der Internationalen Diabetes-Föderation weltweit 285 Millionen Diabetiker. Nahezu 2 Millionen Amerikaner müssen ohne Arm, Fuß oder Bein leben, weil sie ihre gesunden Gliedmaßen als Folge eines Typ-2-Diabetes eingebüßt haben.

Doch die *National Diabetic Association* sieht reale und zudem wirksame Chancen der Vorbeugung gegen Diabetes. Diese Aussage hat mich nicht wirklich überrascht. Ich kenne Dutzende von Menschen, die täglich ihren grünen Smoothie getrunken haben und trotz seines Obstgehalts beschwerdefrei wurden. Glücklicherweise gilt diese Einschätzung der *National Diabetic Association* auch für andere Erkrankungen. Nachfolgend habe ich weitere Symptome bzw. Erkrankungen aufgelistet, die u. a. auch auf Magnesiummangel zurückgeführt werden können:

- Arthritis
- Asthma
- Bluthochdruck
- Chronisches Erschöpfungssyndrom
- Diabetes
- Fibromyalgie
- Herzrhythmusstörungen
- Karies
- Kopfweh, Migräne
- Koronare Herzkrankheit (*Angina pectoris*) infolge von Alkoholmissbrauch
- Krämpfe und Zuckungen der Muskulatur
- Nierensteine, Gallensteine
- Osteoporose
- Prämenstruelles Syndrom, Regelschmerzen
- Restless-Legs-Syndrom
- Rückenschmerzen
- Schlaflosigkeit
- Schluckauf
- Seufzen
- starkes Blinzeln
- Stress, Depressionen
- Verstopfung
- vorzeitige Alterung (Arterienverkalkung)

Jedes Organ unseres Körpers benötigt Magnesium, allen voran Herz, Muskeln und Nieren. Und auch für den Erhalt gesunder Zähne und Knochen brauchen wir Magnesium. Der Mineralstoff aktiviert zahlreiche Enzyme, ist an der Energieproduktion des Körpers maßgeblich beteiligt und spielt eine wichtige Rolle bei der Regulierung des Kalziumspiegels sowie anderer wichtiger Vitalstoffe wie Kupfer, Zink, Kalium oder Vitamin D.

Ihren Magnesiumbedarf können Sie am besten decken, indem Sie mehr grünes Blattgemüse verzehren. Den höchsten Magnesiumgehalt weisen auf (je 100 Gramm):

- Mangold: 81 Milligramm Magnesium[15]
- Brennnesseln: 80 Milligramm Magnesium[16]
- Spinat: 58 Milligramm Magnesium[17]

Wildes und biologisch angebautes grünes Blattgemüse sind besonders gute Magnesiumlieferanten, da konventionell bewirtschaftete Böden meist ausgelaugt und daher arm an Magnesium sind. Die beste Magnesiumquelle ist aber Meerwasser. Wissenschaftler gehen davon aus, dass unser Planet vor rund 2,5 Milliarden Jahren nahezu vollständig mit Wasser bedeckt war und das Festland nur etwa 2 bis 3 Prozent seiner Oberfläche ausmachte. Mit zunehmender Intensivierung der Landwirtschaft nahm der Magnesiumgehalt der Böden allmählich ab, sodass die meisten Anbauflächen heute magnesiumarm sind. Dies gilt jedoch nicht für die Böden in unbewirtschafteten, natürlichen Arealen, da in diesen Wäldern und Wiesen das Laub liegen bleibt und kein Gras geschnitten wird, sodass das Magnesium im Herbst aus den verrottenden Pflanzen wieder auf natürliche Weise in den Boden gelangt. Um optimale Heilungserfolge zu erzielen, empfehle ich Ihnen, Ihre grünen Smoothies mit grünen Wildpflanzen anzureichern. Der Rezeptteil enthält zahlreiche Smoothies, in denen Wildpflanzen verwendet werden. Die meisten davon finden Sie nicht im Laden, ja nicht einmal auf Bauernmärkten. Stattdessen können Sie versuchen, Ihren Bedarf an frischen Wildpflanzen wie etwa Brennnesseln oder Löwenzahn durch Kultivieren im eigenen Garten zu decken – oder durch Sammeln auf den Wiesen und in den Wäldern Ihrer näheren Umgebung. Allerdings ist dabei Vorsicht angebracht! Sie sollten unbedingt lernen, alle essbaren Wildpflanzen sicher zu bestimmen, bevor Sie sie verzehren!*

* Deutschsprachige Bücher über essbare Wildpflanzen Mitteleuropas finden Sie im Anhang unter „Literaturempfehlungen", Seite 209 f.

Nur weil man etwas erklären kann, bedeutet das noch lange nicht, dass es kein Wunder mehr ist.
— Terry Pratchett

Obst ist zwar eher magnesiumarm, doch kleine Mengen davon finden sich in Himbeeren, Bananen, Erdbeeren, Cantaloupe-Melonen, Pflaumen und Pfirsichen. Als Zugabe zu Ihrem grünen Smoothie liefern sie ein zusätzliches Plus an Magnesium.

Bis vor Kurzem glaubten wir, wir müssten Bananen essen, um unseren Körper mit Kalium zu versorgen, Karotten für Vitamin A und Orangen für Vitamin C. Doch in einer kleinen Übersicht möchte ich Ihnen nun zeigen, wie nahrhaft grünes Blattgemüse ist. Sie werden sehen, dass es mit den *Top Ten* der vitalstoffreichsten Lebensmittel locker mithalten kann (Die Nährwerte beziehen sich jeweils auf 100 Gramm des Lebensmittels): [18]

Kalium

Petersilie:	1000 mg
Bananen:	382 mg

Vitamin A

Karotten:	1700 µg
Grünkohl:	1447 µg

Vitamin C

frisch gepresster Orangensaft:	52 mg
Spinat:	51 mg

Natürlich sollen Sie nun Karotten, Bananen und Orangen nicht auf den Kompost werfen. Auch sie sind gesunde Lebensmittel, doch grünes Blattgemüse übertrifft sie in puncto Vitalstoffgehalt allemal.

Ich habe diese Beispiele ausgewählt, um Ihnen den höheren Nährwert von grünem Blattgemüse möglichst eindrücklich vor Augen zu führen. Namhafte Ernährungswissenschaftler sind sich einig, dass grüne Blätter unser wichtigstes Lebensmittel sind. Leider ist vielen Menschen (und auch einigen Ärzten) nicht bewusst, dass sie Mangelzustände riskieren, wenn sie grünes Blattgemüse aus ihrer Ernährung verbannen, da es die beste –

und manchmal die einzige – Quelle für lebenswichtige Vitalstoffe ist. Die folgenden finden sich fast ausschließlich in grünem Blattgemüse:

- Antioxidantien
- Folate
- Lutein
- Vitamin K
- Zeaxanthin

Diese will ich nun etwas genauer unter die Lupe nehmen.

Antioxidantien

Antioxidantien wirken auf freie Radikale ein, neutralisieren sie und verhindern dadurch Zellschäden. Sie werden häufig auch als „Radikalfänger" bezeichnet. Aufgrund seines hohen Gehalts an Antioxidantien ist grünes Blattgemüse eines der besten Nahrungs-mittel zur Vorbeugung von Krebserkrankungen.

Die aktuellen Krebsstatistiken sind besorgniserregend. In Amerika starben 2013 täg-lich nahezu 1600 Menschen an Krebs. Damit ist Krebs in den USA die zweithäufigste Todesursache und für jeden vierten Todesfall verantwortlich. Diesen betrüblichen Zah-len zum Trotz zeichnet sich jedoch ein leichtes Sinken der Krebsrate ab. Im Jahr 2012 erlagen in Deutschland 221.000 Menschen den Folgen einer Krebserkrankung.[19] Dem *American Institute for Cancer Research* zufolge können Karotinoide aus dunkelgrünem Blattgemüse vor folgenden Krebserkrankungen schützen:

- Bauchspeicheldrüsenkrebs
- bestimmten Formen von Brustkrebs
- Darmkrebs
- Hautkrebs
- Krebs von Mund, Rachen und Kehlkopf
- Lungenkrebs
- Magenkrebs

Zu ähnlichen Ergebnissen kommen auch asiatische Wissenschaftler: Sie stellten fest, dass zahlreiche grüne Blätter aus der Kohlfamilie dem menschlichen Körper wichtige antioxidativ und entzündungshemmend wirkende Stoffe liefern, die bei chronischen Krankheiten wie Krebs und koronaren Herzkrankheiten vorbeugend wirken können.

Die Forschungsergebnisse dieser und vieler anderer wissenschaftlicher Studien sind einleuchtend: Wenn grünes Blattgemüse das Nahrungsmittel mit dem höchsten Vitalstoffgehalt ist, dann ist es mehr als logisch, dass wir wieder täglich grünes Blattgemüse essen sollten, wie wir es während der gesamten Menschheitsgeschichte getan haben. Ein langes und gesundes Leben zu führen, ist das Geburtsrecht jedes Menschen, und grüne Blätter sind entschieden die besten Nahrungsmittel, die uns dazu verhelfen können.

Mein Sohn Stephan, dem vor vielen Jahren die Mandeln entfernt wurden, trinkt jetzt täglich seine grünen Smoothies und erfreut sich bester Gesundheit. Ein paar Mal in der Woche steigt er auf sein Rad und fährt fünfzig Meilen. Vor nun mittlerweile fast vierzig Jahren hat meine Suche nach natürlichen Heilmitteln begonnen. Leider werden in den USA jährlich noch immer mehr als 530.000 Kindern unter fünfzehn Jahren die Mandeln herausgenommen. In Deutschland gibt es bei Kindern und Jugendlichen laut einer Studie der Bertelsmann Stiftung aus dem Jahr 2013 große regionale Unterschiede in der Häufigkeit von Mandelentfernungen.[20]

Ich bin fest davon überzeugt, dass der einfachste und wirkungsvollste Weg, sich vor gesundheitlichen Problemen zu schützen, beim täglichen Verzehr von frisch zubereiteten grünen Smoothies beginnt.

Aber auch Obst und zahlreiche Gemüsesorten enthalten wichtige Vitalstoffe – essenzielle Vitamine, Mineralstoffe und sekundäre Pflanzenstoffe. Grünen Smoothies verleihen sie einen ebenso köstlichen wie vitalstoffreichen Kick. Sehen Sie sich doch nun einmal an, welch verblüffende Vielfalt an Vitalstoffen Ihr Lieblingsobst und -gemüse zu bieten hat.

Folate (natürliche Folsäureverbindungen)

Der Begriff „Folsäure" kommt vom lateinischen *folium* (Blatt). Er wurde ausgewählt in Anlehnung an die Spinatblätter, aus denen dieses Vitamin erstmals isoliert wurde.

Der menschliche Körper kann Folate nicht selbst herstellen, daher müssen wir sie mit der Ernährung zu uns nehmen, um unseren täglichen Bedarf zu decken. Dabei ist es wichtig zu wissen, dass zwischen Folaten und Folsäure ein großer Unterschied besteht. Folat, das manchmal auch als „Vitamin B_9" bezeichnet wird, ist ein wasserlösliches Vitamin der B-Gruppe. Folsäure hingegen ist die synthetische Form dieses B-Vitamins und wird in Nahrungsergänzungsmitteln sowie als Nahrungsmittelzusatz verwendet.

Im Handel werden mit Folsäure angereicherte Lebensmittel angeboten, bei denen es sich jedoch, wie bereits erwähnt, um ein synthetisch hergestelltes Vitamin handelt. In Kombination mit Folsäurepräparaten kann dies dazu führen, dass dem Körper mehr

Folsäure zugeführt wird, als ihm guttut. Es ist wissenschaftlich erwiesen, dass sich eine zu hohe Konzentration an Folsäure nachteilig auf unsere Gesundheit auswirkt und zu Ausschlägen, Durchfall, Schwindel, Müdigkeit und Blähungen führen kann.[21]

Obwohl Folatmangel weltweit zu einem Problem geworden ist, besteht keine Notwendigkeit, unseren täglichen Folatbedarf mit synthetischen Nahrungsergänzungsmitteln zu decken. Folat ist im Überfluss in allen Arten von grünem Blattgemüse enthalten, sodass Sie die empfohlene Tagesmenge von 500 bis 600 Mikrogramm problemlos zu sich nehmen können, wenn Sie neben Ihren Mahlzeiten über den Tag verteilt etwa einen Liter grüne Smoothies trinken.

Der menschliche Körper braucht Folate für viele grundlegende Funktionen. Folate

- unterstützen die Produktion gesunder roter Blutkörperchen;
- senken den Homocysteinspiegel im Blut (Homocystein ist ein Nebenprodukt des Aminosäure-Stoffwechsels, das die Entstehung von Arteriosklerose und Osteoporose begünstigen kann);
- unterstützen die Zellbildung, besonders in der Haut;
- wirken vorbeugend gegen osteoporosebedingte Knochenbrüche;
- spielen eine wichtige Rolle für die Zeugungsfähigkeit bzw. Fruchtbarkeit;
- wirken vorbeugend gegen Demenzerkrankungen und Alzheimer;
- unterstützen die Funktionen des Nervensystems und
- wirken vorbeugend gegen Neuralrohrdefekte bei Neugeborenen (Frauen im gebärfähigen Alter sollten daher unbedingt auf eine ausreichende Versorgung mit Folaten vor und während der Schwangerschaft achten).

Lutein und Zeaxanthin

Lutein und das chemisch eng mit ihm verwandte Zeaxanthin spielen eine wichtige Rolle für die Gesundheit unserer Augen: Wir brauchen Lutein, um gut zu sehen. Die Luteinkonzentration in der Netzhaut ist bis zu tausend Mal höher als im übrigen Körper. Daneben findet es sich in hoher Konzentration im Hirngewebe von Kindern und Erwachsenen.

Altersbedingte Makuladegeneration (AMD)[22] gehört in den westlichen Industrienationen zu den häufigsten Augenerkrankungen und gilt bei Über-Fünfzigjährigen als Hauptursache einer Erblindung. Weltweit sind über 25 Millionen Menschen von dieser Netzhauterkrankung betroffen. Allein in Deutschland leiden etwa zwei Millionen Menschen unter der irreversiblen Makuladegeneration. Im Rahmen einer Studie haben amerikanische Augenforscher knapp tausend Probanden untersucht und kamen zu folgendem Ergebnis: Die 20 Prozent der Versuchsteilnehmer mit der höchsten Karotinoidzufuhr hatten ein um 43 Prozent geringeres AMD-Risiko als die 20 Prozen t mit der niedrigsten Karotinoidzufuhr. Von allen untersuchten Karotinoiden zeigte sich bei Lutein und Zeaxanthin – in beiden Fällen gehört dunkles Blattgemüse zu den Hauptquellen – ein besonders großer Zusammenhang mit einem verringerten AMD-Risiko.

Doch nicht nur die Sehkraft von Erwachsenen wird durch einen Luteinmangel beeinträchtigt. Forscher an der *University of Georgia* haben entdeckt, dass ein Luteinmangel auch bei ansonsten gesunden Jugendlichen zu einer verminderten Sehleistung führen kann, vor allem, wenn sie grellem Licht ausgesetzt sind. Eine Gruppe Jugendlicher erhielt zusätzlich zu ihrer gewohnten Ernährung über einen Zeitraum von sechs Monaten täglich Gaben von Lutein und Zeaxanthin. Am Ende des Untersuchungszeitraums konnte bei allen Probanden eine Besserung des Sehvermögens festgestellt werden.

Da der menschliche Körper Lutein nicht selbst produzieren kann, müssen wir es mit der Nahrung aufnehmen. Der Durchschnittseuropäer nimmt täglich 1 bis 2 Milligramm Lutein zu sich. Es gibt zwar noch keine offiziell empfohlenen Tagesmengen, doch die *American Optometric Association* (Verband der amerikanischen Augenoptiker) und renommierte deutsche Wissenschaftler halten 10 Milligramm Lutein und 1 bis 2 Milligramm Zeaxanthin pro Tag für angemessen.[23]

Hier einige Daten zum Lutein- und Zeaxanthingehalt verschiedener Nahrungsmittel (jeweils pro 100 Gramm):

- Grünkohl 39,60 mg
- Spinat 15,70 mg
- Löwenzahnblätter 13,60 mg
- Rübengrün 11,90 mg
- Blattkohl 10,80 mg
- gelbe Zucchini 2,10 mg
- Brokkoli 1,40 mg
- Mais 0,90 mg
- Ei 0,40 mg
- Nektarinen 0,10 mg
- Papaya 0,08 mg
- Blumenkohl 0,03 mg
- Äpfel 0,03 mg

Wie Sie sehen, ist dunkelgrünes Blattgemüse die einzige Quelle, die ausreichend Lutein enthält. Bereits 100 bis 150 Gramm Grünkohl, Spinat oder Brokkoli reichen nach

Angaben von führenden Augenärzten bereits zur Vorbeugung von altersbedingter Makuladegeneration aus.[24] Um Ihren Luteinbedarf mit anderen Nahrungsmitteln zu decken, müssten Sie ansonsten täglich entweder 42 Eier oder 73 Pfund Äpfel essen.

Vitamin K

Vitamin K kommt fast ausschließlich in grünem Blattgemüse vor, das überaus reich an diesem wichtigen und häufig übersehenen Vitamin ist. Ein Vitamin-K-Mangel wird mit folgenden Störungen bzw. Krankheiten in Verbindung gebracht: Haut- und Leberkrebs, starke Regelblutungen, Nasenbluten, verstärkte Blutungsneigung, verstärkte Neigung zu blauen Flecken und Hämatomen, Osteoporose; diverse Geburtsfehler wie verkürzte Finger, Fehlbildungen von Ohrmuschel und Nase, unvollständige Ausbildung von Nase, Mund und mittlerer Gesichtspartie; geistige Behinderungen und Neuralrohrdefekte.

Vitamin K_2

Die wenigsten Menschen wissen um die gesundheitlichen Vorzüge von Vitamin K_2. Als Vertreter der Vitamin-K-Gruppe wurde es zwar bereits in den 1930er-Jahren entdeckt und erforscht. Doch erst in den letzten zehn Jahren erkannte man seine Bedeutung für den menschlichen Körper. Wir alle wünschen uns gute Zähne und starke Knochen, dafür spielt Vitamin K_2 eine entscheidende Rolle. Die jüngst veröffentlichten Ergebnisse der EPIC-Studie (*European Prospective Investigation into Cancer and Nutrition*) über die Zusammenhänge von Ernährung und Krebs zeigen, dass eine erhöhte Zufuhr von Vitamin K_2 das Risiko, an Prostatakrebs zu erkranken, um 35 Prozent senken kann. Neben seiner Bedeutung für gesunde Zähne und Knochen und der Vorbeugung gegen Krebs schützt Vitamin K_2 auch unserem Herzen. Es hilft, die Haut gesund zu erhalten, verbessert die Gehirnfunktion und beeinflusst Wachstum und Entwicklung unseres Körpers positiv.

Obwohl grünes Blattgemüse und Obst so gut wie kein Vitamin K_2 enthalten, konnten kanadische Forscher nachweisen, dass der Verzehr von Vitamin K_1 die Bildung von Vitamin K_2 durch menschliche Darmbakterien begünstigt. Mit anderen Worten bedeutet dies, dass wir durch den regelmäßigen Verzehr von grünem Blattgemüse unsere Darmflora möglicherweise dazu anregen können, mehr Vitamin K_2 zu produzieren.

Inhaltsstoffe von grünen Blattgemüsen, anderen Gemüsesorten und Früchten

Vitamin	Vorkommen	Wirkung
A	In allen Blattgemüsen; den meisten Gemüsesorten (höchster Gehalt: Süßkartoffeln, Karotten und Gartenkürbis); den meisten Obstsorten, vor allem in Mango, Aprikosen, Pfirsichen, Papayas, Cantaloupe-Melonen und Orangen	Wichtig für Zellwachstum und -entwicklung; erhält die Haut gesund; unterstützt das Immunsystem; stärkt die Fortpflanzungsorgane; entscheidend für gutes Sehvermögen
B_1 (Thiamin)	In dunkelgrünem Blattgemüse wie Grünkohl und Salat; in Tomaten, Erbsen, Gartenkürbis, Spargel, Salatgurken sowie Ananas, Orangen, Cantaloupe-Melonen, Wassermelonen, Grapefruit und vielen anderen Früchten und Gemüsesorten	Unterstützt die Umwandlung von Nahrung in Energie, die für die Gesunderhaltung von Haut, Haaren, Nerven, Muskeln und Gehirn benötigt wird
B_2 (Riboflavin)	In Brunnenkresse, Rote-Bete-Grün, Süßkartoffeln, Spinat, anderem grünen Blattgemüse, Avocados, Paprikas, Passionsfrüchten, Durians, Tamarinde, Longan, Cherimoya und Pflaumen	Unterstützt die Umwandlung von Nahrung in Energie; ist wichtig für die Gesundheit von Haut, Haaren, Blut, Nägeln, Augen, Lippen, Mund und Zunge; wirkt Müdigkeit entgegen und schützt vor Krebs (Alkoholiker und Schwangere sind besonders anfällig für Vitamin-B_2-Mangel.)

Vitamin	Vorkommen	Wirkung
B$_3$ (Niacin)	In Koriandergrün, Borretsch, Petersilie, Spinat, Tomaten, Paprika, Tomatillos, Spargel und Okra	Unterstützt die Umwandlung von Nahrung in Energie; ist besonders wichtig für das Immun- und Nervensystem, die Bildung roter Blutkörperchen und die Gehirnleistung
B$_5$ (Pantothensäure)	In Endivien, Brunnenkresse, Koriandergrün, Rucola, Rübengrün, Salatgurke, Brokkoli, Sellerie, Kürbis, Rettich und Radieschen, Paprika, Avocado, Grapefruits, Wassermelonen, Brombeeren, Cranberrys und Himbeeren	Unterstützt die Umwandlung von Nahrung in Energie; ist an der Bildung von Fettsäuren, Cholesterin, Neurotransmittern und Hämoglobin beteiligt
B$_6$ (Pyridoxin)	In Spinat, Rübengrün, Grünkohl, Paprikas, Erbsen, Yamswurzel, Brokkoli, Spargel, Avocados, Bananen, Ananas, Erdbeeren, Feigen und Wassermelonen	Hilft, den Homocysteinspiegel zu senken und damit das Risiko für kardiovaskuläre Erkrankungen; unterstützt die Umwandlung von Tryptophan in Niacin und Serotonin, einen Neurotransmitter, der eine entscheidende Rolle für die Regulierung des Appetits, des Schlaf-Wach-Rhythmus und der Stimmungslage hat; fördert die Bildung von roten Blutkörperchen und verbessert dadurch die kognitive Leistung; stärkt das Immunsystem
B$_7$ (Biotin)	In Mangold, Romanasalat, Bananen, Avocado, Zwiebeln, Salatgurken, Blumenkohl, Brombeeren, Heidelbeeren und Erdbeeren	Spielt eine wichtige Rolle für den Eiweiß-, Fett- und Kohlenhydrat-Stoffwechsel; unterstützt die Umwandlung von Nahrung in Energie und die Herstellung von Glukose; ist besonders wichtig für das Zellwachstum; stärkt Haare und Nägel

Vitamin	Vorkommen	Wirkung
B₉ (Folat)	In Spinat, Rübengrün, Petersilie, Braunem Senf, Salat, Blattkohl, allen anderen grünen Blattgemüsen; in Roter Bete, Okra, Pastinaken, Erbsen, Blumenkohl, Paprikas, Avocados, Orangen, Papayas, Erdbeeren und Himbeeren	Wichtig für die Zellneubildung; hilft, Hirn- und Rückenmarkschäden von Neugeborenen vorzubeugen, wenn es bereits zu Beginn der Schwangerschaft zugeführt wird; ist nötig für Frauen im gebärfähigen Alter; kann den Homocysteinspiegel und das Risiko einer Herzerkrankung senken
C	In allen Blattgemüsen; allen Früchten (höchster Gehalt in Guaven, Orangen und Kiwis); allen Gemüsesorten, besonders Paprika und Brokkoli	Dieses Antioxidans bekämpft freie Radikale; wirkt Entzündungen, Infektionen und Viren entgegen; ist beteiligt an der Bildung von Kollagen, dem wichtigsten Strukturprotein des Bindegewebes; ist unverzichtbar für gesunde Knochen, Zähne, Zahnfleisch und Blutgefäße; unterstützt die Eisenaufnahme des Körpers; beschleunigt Heilungsprozesse; verbessert die Gehirnleistung; stärkt das Immunsystem; schützt vor Herzinfarkt und Schlaganfall, erhöht dadurch die Gesundheit der Gefäße und die Lebenserwartung; ist wichtig zur Vorbeugung gegen Alzheimer, Autoimmun-Erkrankungen und Arteriosklerose
E (Alpha-Tocopherol)	In grünem Blattgemüse, Sprossen, Kiwis, Mangos, Aprikosen, Tomaten, Avocados, Paprika, Spargel, Kürbis, Pastinaken und Brokkoli	Starkes Antioxidans, das die Zellmembranen vor Schäden durch freie Radikale schützt; verhindert die Oxidation von LDL und schützt die Gefäßwände vor freien Radikalen (besonders oxidierte LDL-Partikel führen zu Plaquebildung); ist wichtig für die Gesunderhaltung von Skelett-, Herz- und glatter Muskulatur; unterstützt die Bildung roter Blutkörperchen; stärkt das Immunsystem

Vitamin	Vorkommen	Wirkung
K	In grünem Blattgemüse und grünen Gemüsesorten	Reguliert die Blutgerinnung; schützt vor Osteoporose, Arterienverkalkung, Herz-Kreislauf-Erkrankungen, Krampfadern, Prostata-, Lungen- und Leberkrebs, Leukämie und degenerativen Hirnerkrankungen sowie vor Demenz

Mineralstoff	Vorkommen	Wirkung
Chrom	In Spinat, Salat, Basilikum, anderen grünen Blattgemüsen; in Brokkoli, Roter Bete, Tomaten, Äpfeln und Bananen	Verbessert die Wirkung von Insulin; hilft, den Blutzuckerspiegel zu regulieren; ist notwendig für die Gewinnung von Energie aus Glukose
Eisen	In Spinat, Blattkohl, Petersilie, Portulak, anderen grünen Blattgemüsen; in Kürbis, Rotkohl, Okra, Karotten, Maulbeeren, Granatäpfeln, Johannisbeeren, Kakis und Wassermelonen	Teil des Hämoglobinmoleküls in den roten Blutkörperchen; wird für zahlreiche biochemische Prozesse im Körper und für die Bildung von Aminosäuren, Kollagen, Neurotransmittern und Hormonen benötigt
Fluor	In Salat, Sellerie, Salatgurken, Karotten, Weißkohl, Zwiebeln, Rettichen und Radieschen; in Erdbeeren, Pfirsichen, Bananen, Pflaumen und Wassermelonen	Regt die Knochenbildung an

Mineralstoff	Vorkommen	Wirkung
Kalium	In Rote-Bete-Grün, Portulak, Brunnenkresse, Rettichen und Radieschen, Tomaten, Avocados, Papayas, Melonen, Guaven, Pfirsichen, Aprikosen, Datteln, Rosinen, Feigen, Kokosnüssen, Bananen, Nektarinen und anderen Obstsorten	Gleicht Konzentrationsunterschiede zwischen Flüssigkeiten in Blut und Gewebe aus; reguliert den Herzschlag und die Reizleitung von Nervenimpulsen, die zur Muskelkontraktion erforderlich sind; wirkt blutdrucksenkend
Kalzium	In Brennnesseln, Spinat, Grünkohl, Rüben, Kohl, anderen grünen Blattgemüsen; in Knoblauch, Okras; in Datteln, Brombeeren, Orangen, Kumquats, Kaktusfeigen, Maulbeeren, Aprikosen, Feigen und Kiwis	Fördert Entwicklung und Erhalt von Zähnen und Knochen; wirkt der altersbedingten Verminderung der Knochendichte entgegen; unterstützt die Muskelkontraktion; ist erforderlich für die Aktivierung bestimmter Hormone und Enzyme
Kupfer	In Grünkohl, Rübengrün, Mangold, Spinat, Koriandergrün, anderen grünen Blattgemüsen; in Avocados, Spargel, Radicchio, Rettichen und Radieschen, Gartenkürbissen, Okras; in Brombeeren, Guaven und Datteln	Kupfer ist beteiligt an der Bildung der roten Blutkörperchen und an der Sauerstoffverwertung, am Glukose- und Cholesterinstoffwechsel sowie an der Herstellung und Freisetzung lebenswichtiger Proteine und Enzyme. Diese Enzyme wiederum produzieren Zellenergie und regulieren die Reizleitung des Nervensystems sowie die Blutgerinnung und den Sauerstofftransport. Kupfer stimuliert das Immunsystem, sodass Infektionen bekämpft, Gewebeschäden repariert und Heilungsprozesse beschleunigt werden können. Hilft, freie Radikale zu neutralisieren, die schwere Zellschäden verursachen können

Mineralstoff	Vorkommen	Wirkung
Magnesium	In Mangold, Sauerampfer, Rote-Bete-Grün, Spinat, allen anderen grünen Blattgemüsen; in Avocados, Artischocken, Roter Bete, Himbeeren, Bananen, Feigen, Erdbeeren, Pflaumen und Äpfeln	Ist für zahlreiche biochemische Reaktionen im Körper erforderlich; ist zusammen mit Kalzium an der Kontraktion und Entspannung der Muskeln beteiligt sowie an der Blutgerinnung und der Regulierung des Blutdrucks; stärkt Nervensystem und Muskulatur; unterstützt den Aufbau gesunder Knochen und Zähne
Mangan	In Kopfsalat, Spinat, Endiviensalat, Rucola, Brokkoli, Grünkohl, Blattkohl, Löwenzahnblättern, Braunem Senf, allen anderen grünen Blattgemüsen; in Ananas, Heidelbeeren, Brombeeren, Erdbeeren und Himbeeren	Fördert die Knochenbildung und die Verstoffwechslung von Aminosäuren, Cholesterin und Kohlehydraten
Natrium	In Mangold, Rote-Bete-Grün, Sellerie, Brunnenkresse, anderen grünen Blattgemüsen; in Rüben, Karotten, Roter Bete, Paprikas; in Guaven, Passionsfrüchten, Honigmelonen und Ananas	Wird benötigt für die Übertragung von Nervenimpulsen, die eine Muskelkontraktion bewirken; zieht Wasser an und bindet es, um den konstanten Wassergehalt des Blutplasmas sicherzustellen
Phosphor	In Brunnenkresse, Petersilie, Lauch, Knoblauch, Sellerie, Tomaten und Durians	Wichtig für DNS und RNS; unterstützt Entwicklung und Erhalt gesunder Zähne und Knochen; hilft bei der Umwandlung von Nahrung in Energie; Baustein der Phospholipide, die Lipide ins Blut schleusen sowie den Nährstofftransport in und aus den Zellen unterstützen; reguliert ein ausgewogenes Säure-Basen-Gleichgewicht

Mineralstoff	Vorkommen	Wirkung
Selen	In Spinat, Amaranth-grün, anderen grünen Blattgemüsen; in Spargel, Chiasamen; in Bananen, Mangos, Grapefruits, Zitronen und Cantaloupe-Melonen	Antioxidans, das vor Zellschäden durch freie Radikale schützt; unterstützt die Funktion der Schilddrüse
Zink	In Mangold, Spargel, Kürbissen, Avocados; in Aprikosen, Pfirsichen, Granatäpfeln, Pflaumen, Bananen, Feigen, Brombeeren, Himbeeren und Datteln	Unterstützt die Bildung von über 100 Enzymen im menschlichen Körper; ist wichtig für ein gesundes Immunsystem; wird für die DNS-Synthese benötigt; spielt eine entscheidende Rolle bei der Wundheilung; fördert die gesunde körperliche Entwicklung und das Wachstum von Kindern und Jugendlichen sowie in der Schwangerschaft; setzt in der Leber gespeichertes Vitamin A frei; ist wichtig für den Geschmacks- und Geruchssinn; kann in Verbindung mit anderen Antioxidantien die Entwicklung altersbedingter Makuladegeneration hinauszögern

Anderer Wirkstoff	Vorkommen	Wirkung
Ballaststoffe	In allen grünen Gemüsesorten, Artischocken, Erbsen, Brokkoli, Avocados; in Himbeeren, Brombeeren, Birnen und allen anderen Früchten	Die unverdaulichen Nahrungsbestandteile unterstützen die Funktion der guten Darmbakterien; wirken gegen Verstopfung; verhindern ein schnelles Ansteigen des Blutzuckerspiegels nach einer kohlehydratreichen Mahlzeit; können den Cholesterinspiegel im Blut senken; können das Abnehmen unterstützen
Betain	In Spinat und Rote Bete	Unterstützt die Fettverdauung durch die Leber; ist an der Senkung des Homocysteinspiegels im Blut beteiligt; steigert die muskuläre Proteinsynthese

Anderer Wirkstoff	Vorkommen	Wirkung
Cholin	In Sellerie, Petersilie, Koriandergrün, Spinat, Braunem Senf, Kräutern, Roter Bete, Spargel, Avocados, Brombeeren, Datteln, Pfirsichen und Birnen	Ist an der Bildung und Freisetzung des Neurotransmitters Acetylcholin beteiligt, der viele Funktionen des Gehirns und des Nervensystems unterstützt; reguliert den Fettstoffwechsel und -transport
Flavonoide	In Spinat, Mangold, anderen grünen Blattgemüsen; Paprika, Tomaten, Okras, Knoblauch; in Erdbeeren, Heidelbeeren, Brombeeren, Orangen, Zitronen, Pfirsichen, Nektarinen, Mango, Papayas, roten und blauen Beerensorten sowie gelben, orangefarbenen und roten Früchten; in Dill, Kurkuma, Thymian und den meisten anderen Gewürzen	Diese sekundären Pflanzenstoffe sind Super-Antioxidantien und steigern die Gesundheit auf vielfältige Weise; fördern die Ausbildung gesunder Zellen und verhindern schlechtes Zellwachstum; wirken Krebs, Arteriosklerose sowie anderen degenerativen Erkrankungen wie Alzheimer entgegen; sind wichtig für ein gesundes Herz; unterstützen das Hämoglobin in den roten Blutkörperchen und das Myoglobin in den Muskeln beim Sauerstofftransport im Körper; werden für die Produktion von Aminosäuren, Kollagen, Neurotransmittern und Hormonen benötigt

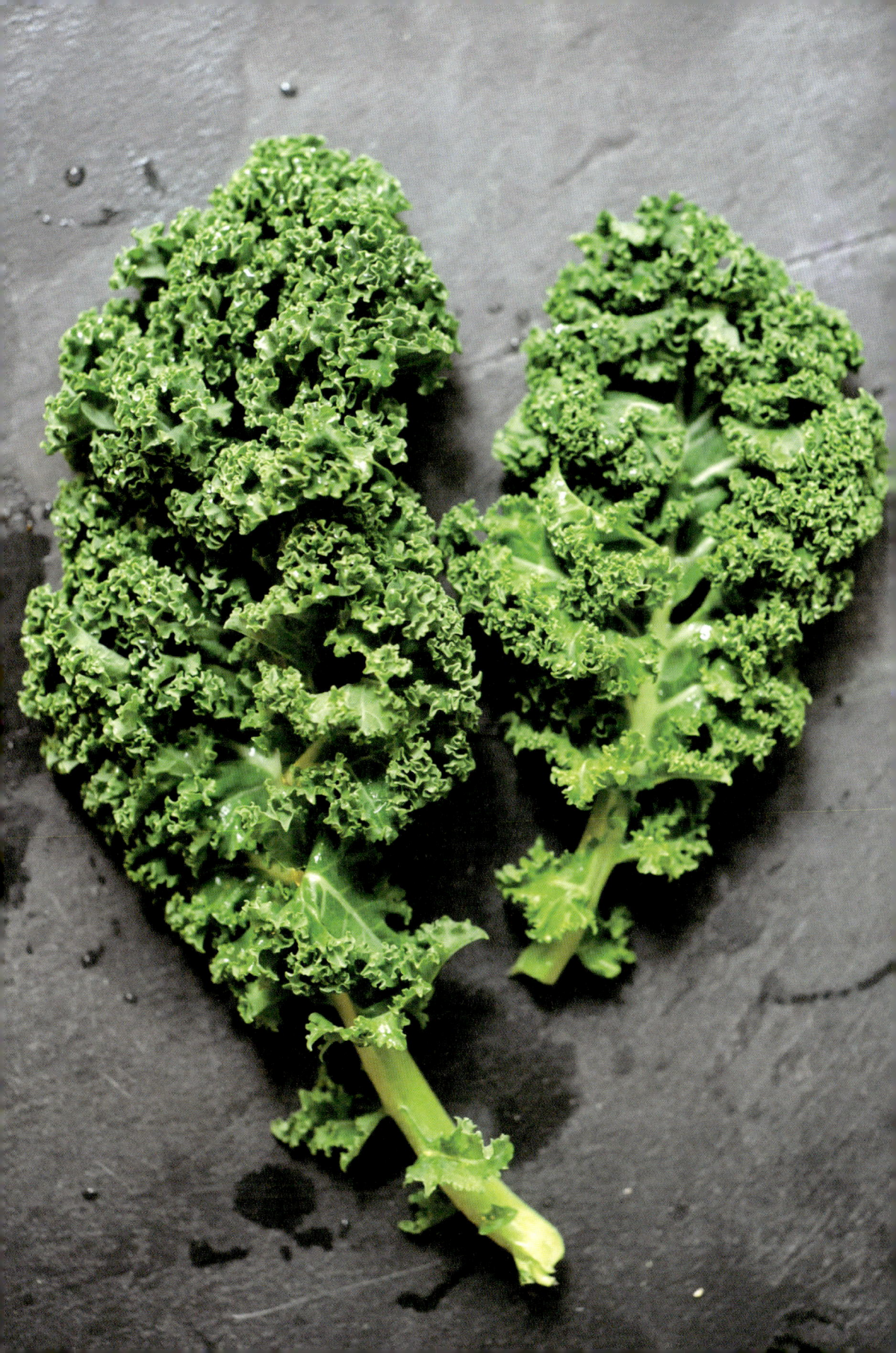

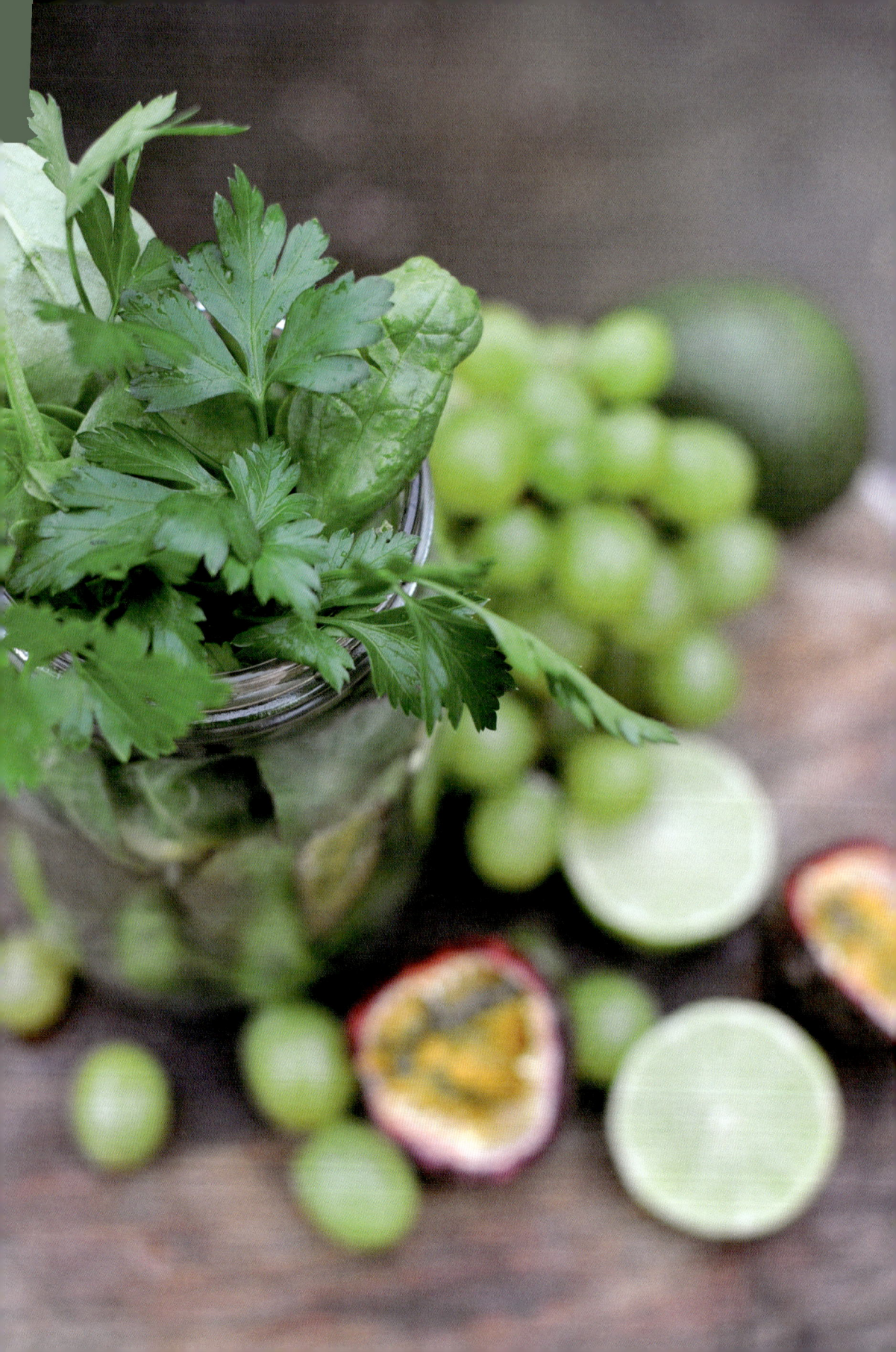

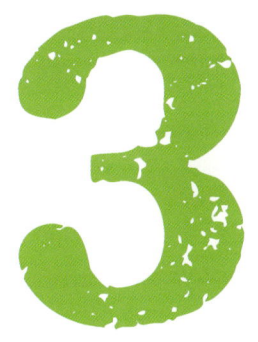

Die vitalstoffreichsten Smoothie-Zutaten – von A bis Z

Was du isst, ist entweder die beste und stärkste Arznei
oder die am längsten während Form der schleichenden Vergiftung.
— Ann Wigmore

Meiner Erfahrung nach haben Menschen, die neu zu der Grüne-Smoothie-Bewegung stoßen, meist ein ganz praktisches Problem: Sie sind sich unschlüssig, welche grünen Zutaten, Früchte und Gemüse sie in ihren Mixer geben sollen, um den richtigen Vital-stoffmix für ihre Bedürfnisse zu erhalten. Wie die Tabelle in Kapitel 2 (Seite 37 ff.) zeigt, enthalten verschiedene Nahrungsmittel die unterschiedlichsten Vitamine und Mineral-stoffe. In diesem Kapitel sind die gängigsten Zutaten für grüne Smoothies mit all ihren Vorzügen genau beschrieben. Nutzen Sie die folgende Vitalstoff-Übersicht als Leitfa-den zur vollkommenen Gesundheit, um die besten Zutaten mit dem jeweils größten Vitalstoffwert auszuwählen. Auf diese Weise lassen sich Erkältungen ebenso erfolgreich bekämpfen wie chronischer Vitalstoffmangel oder kräftezehrende Krankheiten.

Äpfel

Äpfel sind eine großartige Quelle für lösliche und unlösliche Ballaststoffe. Lösliche Ballaststoffe wie Pektin können vorbeugend gegen die Anlagerung von Cholesterin an den Wänden der Blutgefäße wirken. Dieser Effekt wiederum reduziert das Risiko für Herz-Kreislauf-Erkrankungen und Arteriosklerose erheblich. Die sekundären Pflan-zenstoffe in Äpfeln können eine regulierende Wirkung auf Blutzuckerschwankungen haben. Darüber hinaus enthalten Äpfel Eisen, Kalium, Folsäure, Kalzium, Phosphor und die Vitamine A und C. Verzehren Sie Äpfel am besten stets ungeschält, da sich der Großteil des Vitamin-C-Gehalts unmittelbar unter der Schale befindet. Auch Äpfel aus biologischem Anbau sollten Sie vor dem Verzehr gründlich waschen.

Aloe vera

Aloe vera ist eine ausgezeichnete Arzneipflanze mit hohem Vitalstoff-Gehalt. Gern gebe ich ein etwa 3 Zentimeter großes Stück eines frischen *Aloe vera*-Blatts in meinen Smoothie. Allerdings mache ich das nur ein paar Mal pro Monat, da eine „Überdosis" dieser starken Arzneipflanze durch den Aloingehalt der bitter schmeckenden Blatt-rinde Durchfall verursachen kann. *Aloe vera* enthält mehr als zweihundert wirksame

Bestandteile wie Vitamine, Mineralstoffe, Aminosäuren, Enzyme, Polysaccharide und Fettsäuren. Die „Wüstenlilie" ist reich an Vitamin A, C und E sowie an den Mineralstoffen Zink und Selen. Die darin enthaltenen Antioxidantien helfen, freie Radikale im Körper unschädlich zu machen. Außerdem finden sich darin die Vitamine B_1, B_2, B_3, B_5 und B_6 sowie Cholin, Kalzium, Magnesium, Mangan und Chrom.

Im Saft der Blätter stecken Phenole, die auch als „Anthrachinone" bezeichnet werden. Sie regen die Darmtätigkeit an und haben antibiotische Eigenschaften. Zudem unterstützen sie die Nährstoffaufnahme aus dem Darm und haben antimikrobielle sowie schmerzstillende Eigenschaften.

Amaranth

Amaranthblätter stammen von einer buschigen Wildpflanze, die man auch als „Fuchsschwanz" bezeichnet. Sie stecken voller Kohlehydrate und Proteine. Darüber hinaus enthalten sie Vitamin K, A, C, B_2 und B_6 sowie Folsäure. All diese Stoffe schenken dem Körper mehr Energie. Zudem enthalten Amaranthblätter viele Ballaststoffe (3-mal mehr als Weizen), was die Verdauung unterstützt und Verstopfung verhindert. Amaranthblätter sind reich an Mangan, Eisen, Kupfer, Kalzium, Magnesium, Kalium und Phosphor und tragen somit zu einer gesunden Mineralstoffbilanz im Körper bei.

Wissenschaftlichen Untersuchungen zufolge vermindern die Samen und Blätter der Amaranthpflanze das Risiko, an Demenz oder Alzheimer zu erkranken.[25]

Ananas

Ananas liefern uns Vitamin C und das Spurenelement Mangan, das als Cofaktor für Enzyme agiert, die für die Energieerzeugung und den antioxidativen Schutz verantwortlich sind. Eine Tasse frische Ananas liefert 128 Prozent des empfohlenen Tagesbedarfs an Mangan. Außerdem enthält Ananas viel Vitamin B_1, das die Bildung von Enzymen unterstützt, welche in der Energieversorgung des Körpers eine Rolle spielen. Der regelmäßige Verzehr von Ananas soll Berichten zufolge der Kropfbildung und der Vergrößerung der Schilddrüse vorbeugen. Außerdem scheint Ananas bei der Blutdruckeinstellung positive Auswirkungen zu haben. Traditionell wurde sie eingesetzt bei Rheuma, Würmern, Verstopfung und Halsentzündung. Eines der wichtigsten Ananasenzyme ist das Bromelain, das entzündungshemmend wirkt und Schwellungen reduziert, z. B. bei akuter Nasennebenhöhlenentzündung, Halsentzündung, Rheuma und Gicht.

Aprikosen

Aprikosen enthalten hohe Mengen Vitamin A, das für Augen, Haut, Haare und verschiedene Drüsen gleichermaßen gut ist. Vitamin A stärkt darüber hinaus das Immunsystem. Bereits eine frische oder getrocknete Aprikose liefert die empfohlene Tagesdosis an Vitamin A. Zudem enthalten Aprikosen die Vitamine C, E, K und B_6 sowie B_{17} (Amygdalin; in den Kernen enthalten[26], die dabei helfen können, die Bildung von Tumoren zu bekämpfen.

Avocados

Avocados enthalten Ölsäure, eine einfach ungesättigte Fettsäure, die den Cholesterinspiegel senken kann. Sie sind eine ausgezeichnete Quelle für Kalium, einen Mineralstoff, der die Regulierung des Blutdrucks unterstützt. Darüber hinaus enthalten die grünen Früchte Ballaststoffe, Vitamine der B-Gruppe sowie die Vitamine E, C und K. Dazu kommen noch Folaten und Magnesium. Der Kern der Avocado ist reich an löslichen Ballaststoffen, die eine cholesterinsenkende Wirkung haben.[27]

Bananen

Bananen sind eine ausgezeichnete Kaliumquelle. Dieser Mineralstoff trägt zur Regulierung des Blutdrucks und zu einer normalen Herzfunktion bei. Eine Banane am Tag kann vor Arteriosklerose schützen und hält die Knochen gesund. Kalium ist ein Elektrolyt; als solches ist es für eine gesunde Herzfunktion ebenso wichtig wie für einen ausgeglichenen Flüssigkeitshaushalt. Aufgrund des hohes Salzgehalts unserer Nahrung scheiden wir über den Urin viel Kalzium aus. Kalium gleicht das Natrium des Kochsalzes aus und verhindert so einen Abbau unserer Knochensubstanz. Bananen enthalten außerdem Vitamin A, K, C und E, darüber hinaus Folate, Cholin, Kalzium, Magnesium, Phosphor, Natrium, Selen, Fluoride und Eisen.

Bananen binden Magensäure und schützen so Magen und Zwölffingerdarm vor Geschwüren. Zudem enthalten sie viel Pektin, einen Ballaststoff, der für schnellen Transport des Speisebreis durch den Verdauungstrakt sorgt und auf diese Weise Verstopfungen entgegenwirkt.

Aprikosen enthalten sehr viel Vitamin A, das Augen, Haut, Haaren, dem Immunsystem u. v. m. zugutekommt.

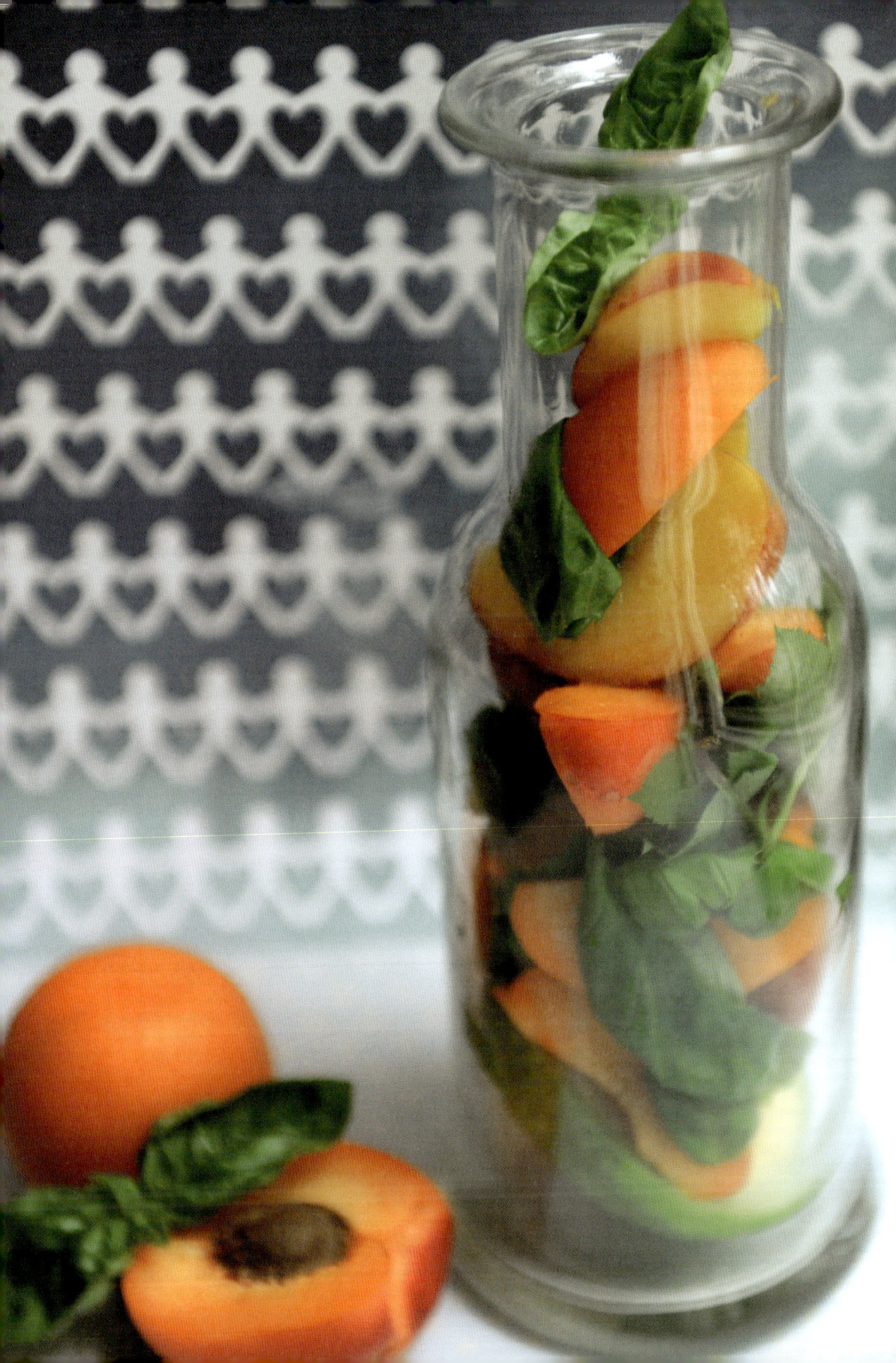

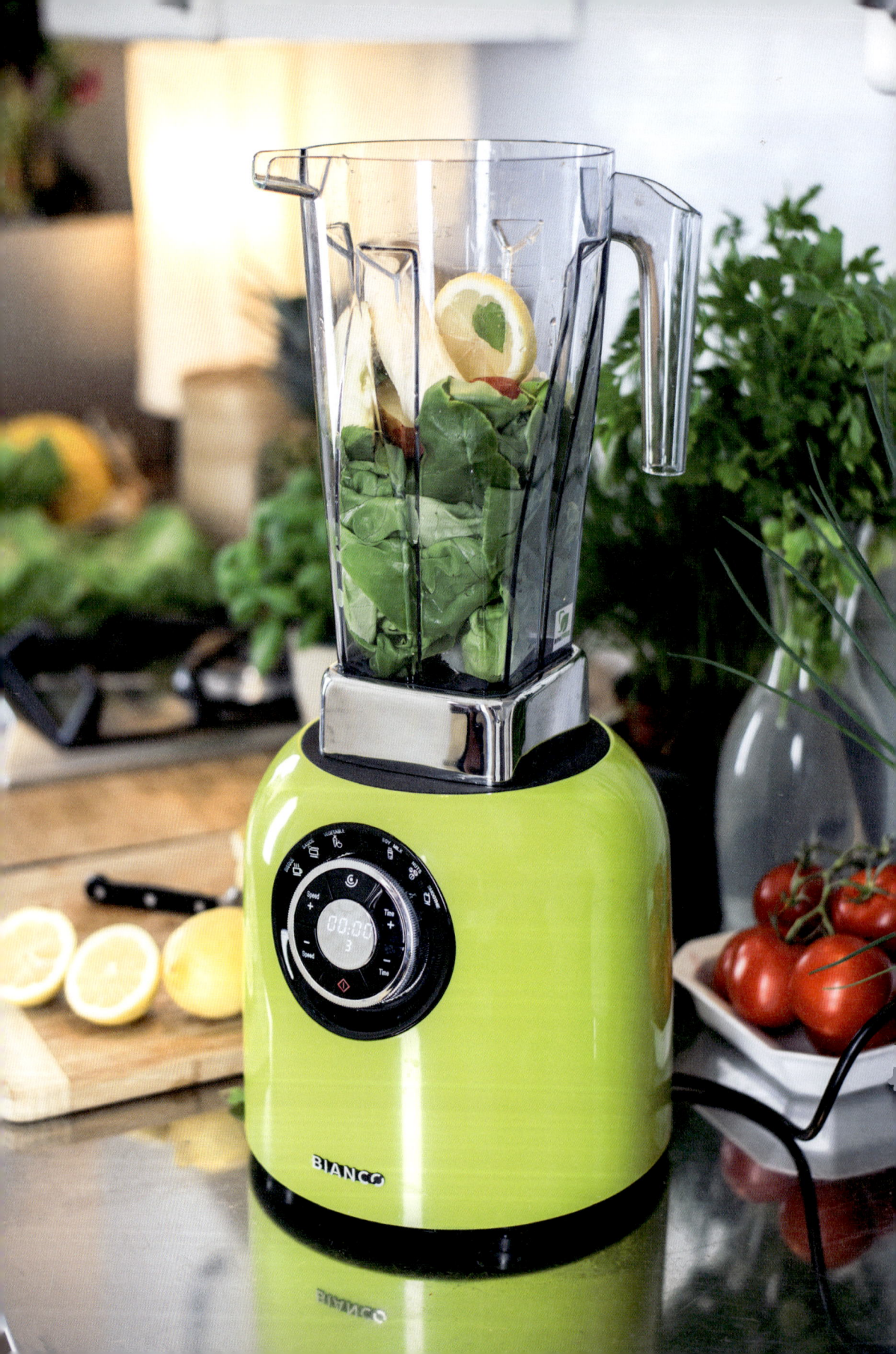

Basilikum

Basilikum ist reich an Vitamin A und schützt unseren Körper vor Zellschäden durch freie Radikale. Das ebenfalls enthaltene Magnesium sorgt für Entspannung der Herz- und Blutgefäße, was den Blutfluss verbessert. Andere Vitalstoffe des Basilikums sind Eisen, Kalzium, Kalium und Vitamin C. Basilikum enthält eine Reihe von Flavonoiden, die Zellen und Chromosomen schützen. Das in ihm enthaltene ätherische Öl (E)-BCP oder (E)-Beta-Caryophyllen hat eine natürliche entzündungshemmende Wirkung. Das (E)-BCP im Basilikum ist möglicherweise eine Alternative zu Marihuana, das von Medizinern wegen seiner entzündungshemmenden Wirkung eingesetzt wird. (E)-BCP führt im Gegensatz zu Marihuana nicht zu neurologischen Nebenwirkungen. Es soll zudem gegen chronische Darmentzündungen und Rheuma helfen.

Die Antioxidantien im Basilikum stärken das Immunsystem. Frische Basilikumblätter haben antibakterielle Eigenschaften und können daher als Wundauflage bei bakteriellen Infektionen eingesetzt werden. Wenn wir Basilikum in unsere Smoothies geben, schenken wir unserem Körper die Kraft, Virusinfektionen zu bekämpfen, z. B. bei grippalen Infekten, Erkältungen oder Lippenherpes.

Bierhefe

Bier- oder Würzhefe ist eine ausgezeichnete Proteinquelle, da sie zahlreiche essenzielle Aminosäuren enthält. Sie ist vor allem reich an Vitaminen des B-Komplexes und zudem eine gute Folatquelle. Folate unterstützen die Produktion roter Blutkörperchen.

Birkenblätter

Junge Birkenblätter enthalten die Vitamine C, E, Niacin (Vitamin B_3), verschiedene Carotine und Flavonoide, die freie Radikale unschädlich machen. Die Tannine der Birkenblätter haben antibakterielle und entzündungshemmende Eigenschaften. Der Saft junger Birkenblätter kann bei Entzündungen und Infektionen des Harntrakts hilfreich sein, wirkt aber auch harntreibend und kann die Ausleitung von Nierensteinen unterstützen.

Für einen wirklich „smoothen" Drink ist ein Hochleistungsmixer unverzichtbar: Er hat die Power, die Zellwände aufzubrechen und uns die Inhaltsstoffe der Zellen verfügbar zu machen.

Birnen und Nashi-Birnen

Birnen sind eine ausgezeichnete Quelle für Ballaststoffe, Vitamin B_2, C und E sowie für Kupfer und Kalium. Zudem enthalten sie Pektine, lösliche Ballaststoffe, die helfen, den Cholesterinspiegel zu senken. Birnen gehören zu den hypoallergenen Früchten und werden daher gewöhnlich auch von Nahrungsmittelallergikern gut vertragen. Aus diesem Grund gibt man Kindern gern Birnen zu essen.

Blattkohl
(verschiedene Sorten von Gemüsekohl [*Brassica oleracea*])[28]

Blattkohl steckt voller Vitalstoffe und schützt den Körper dadurch wie kein anderes Gemüse vor Krebs. Er enthält viel Vitamin B_6 und Vitamin C, darüber hinaus Carotine, Chlorophyll und Mangan. Etwas mehr als 1 Tasse Blattkohl (300 Gramm) liefert mehr als 70 Prozent der empfohlenen Tagesmenge an Vitamin C. Zudem versorgt uns Blattkohl mit Ballaststoffen und Mineralstoffen wie Eisen, Kupfer und Kalzium und den Vitaminen B_1, B_2 und E.

Blattkohl ist vermutlich der stärkste Cholesterinsenker aus der Gruppe der Kreuzblütler (zu der hauptsächlich Kohlsorten gehören). Ihre sekundären Pflanzenstoffe, die Glucosinolate, aktivieren Enzyme, die für die Entgiftung unseres Körpers von Bedeutung sind. Da Blattkohl zudem Vitamin C, Betacarotine, Mangan, Vitamin E und Zink enthält, ist er einer der Hauptlieferanten für Antioxidantien. Diese senken den oxidativen Stress in den Zellen und vermindern somit einen der Hauptrisikofaktoren für die Entwicklung der meisten Krebsarten. Darüber hinaus finden sich in Blattkohl noch Vitamin K und Omega-3-Fettsäuren, die aufgrund ihrer stark entzündungshemmenden Wirkung Schäden an Blutgefäßen verhindern können.

Blütenpollen

In Blütenpollen stecken 24 Aminosäuren und bestehen damit zu etwa 40 Prozent aus Protein. Zudem enthalten sie eine unglaubliche Bandbreite an Vitaminen: A (Betacarotin), B_1, B_2, B_3, B_5, B_6, B_{12}, C, D, E, F, H, K sowie darüber hinaus Folate, Choline, Inosit und Rutin. Blütenpollen sind aber auch ausgesprochen mineralstoffreich: Sie enthalten Kalzium, Phosphor, Kalium, Eisen, Kupfer, Jod, Zink, Schwefel, Natrium, Chlor, Magnesium, Mangan, Molybdän, Selen, Bor, Silizium und Titan. Blütenpollen stärken das Immunsystem und entschärfen die negativen Wirkungen von Strahlung und chemischen

Schadstoffen (die zu den stärksten Stressfaktoren für das Immunsystem zählen). Auf diese Weise sorgen sie für optimale Gesundheit und verbessern die Vitalität.

Da Blütenpollen die Nahrung junger Bienen ist, werden sie von vielen vegan lebenden Menschen abgelehnt. Daher führen wir sie in den Rezepten nur als optionale Zutat auf. Naturreine Blütenpollen in Bio-Qualität erhalten Sie in Naturkostläden, Bio-Supermärkten und Reformhäusern. Blütenpollen aus der Region kaufen Sie am besten in einem fest verschlossenen Behälter bei dem Imker in Ihrer Umgebung.

Borretsch

Frischer Borretsch enthält viel Vitamin C, ein starkes natürliches Antioxidans, das den Körper vor schädlichen freien Radikalen schützt. Es stärkt das Immunsystem, fördert die Wundheilung und hat eine antivirale Wirkung. Darüber hinaus ist Borretsch reich an Vitamin A und Carotinen, die ebenso eine starke antioxidative Wirkung haben. Vitamin A unterstützt das Sehvermögen, schützt unsere Schleimhäute und unsere Haut. Der Verzehr von Vitamin A und Carotinen in Früchten bzw. Gemüse hat sich als Schutz vor Lungenkrebs und Tumoren der Mundhöhle erwiesen.

Borretsch enthält zudem die Mineralstoffe Kalium, Eisen, Kalzium, Mangan, Kupfer, Zink und Magnesium. Kalium ist ein Elektrolyt und ist somit an der Regulation des Wasserhaushalts und an zahlreichen physiologischen Prozessen auf Zellebene maßgebend beteiligt. Auf diese Weise sorgt es für eine gesunde Herzfunktion und einen normalen Blutdruck. Eisen ist wichtiger Bestandteil des Hämoglobin-Moleküls und bestimmt die Sauerstofftransportfähigkeit des Blutes. Borretsch ist zudem reich an Vitaminen des B-Komplexes, vor allem an Vitamin B_3 (Niacin), das den LDL-Spiegel senken kann. Er enthält darüber hinaus die Vitamine B_1, B_2, B_6 und Folat. Diese Vitamine sind an zahlreichen Stoffwechselprozessen beteiligt und sind beispielsweise für die enzymatischen Prozesse im Körper unerlässlich. Daher verordnen Naturheilkundler häufig Borretsch, wenn ihre Patienten unter Stoffwechselstörungen leiden oder ihr Hormonsystem aus dem Gleichgewicht geraten ist. Als hilfreich hat er sich außerdem beim prämenstruellen Syndrom (PMS), bei Beschwerden in der Menopause (wie etwa Hitzewallungen) sowie bei Erkältungen, Bronchitis, Atemwegsinfektionen und anderen Entzündungen erwiesen.

Brennnesseln

Bereits eine Tasse Brennnessel enthält 1790 Mikrogramm Vitamin A, also fast das Dreifache der empfohlenen Tagesmenge. Brennnesseln schenken uns darüber hinaus viel Vitamin K, das der Körper zur Blutgerinnung braucht. Die Brennnessel ist zudem reich an Kalium, Kalzium, Magnesium, Mangan, Phosphor und Eisen. Sie wirkt sich positiv aus bei Blutarmut, aber auch bei Aufmerksamkeitsdefizitstörungen (ADHS). Seit mehr als 2000 Jahren ist bekannt, dass die Brennnessel innere und äußere Blutungen stillt. Auch zur Blutreinigung wird sie gern verwendet. Traditionell wird sie zur Behandlung von Allergien eingesetzt, vor allem aber bei Heuschnupfen, der am häufigsten auftretenden allergischen Beeinträchtigung des Wohlbefindens.

Die gesundheitlichen Vorzüge der Brennnessel wurden eingehend wissenschaftlich untersucht. Man fand positive Effekte bei Alzheimer, Rheuma, Asthma, Blasenentzündungen, Ödemen, Bronchitis, Schleimbeutelentzündungen, Zahnfleischentzündung, Gicht, Nesselausschlag, Nierensteinen, Kehlkopfentzündung, multipler Sklerose, prämenstruellem Syndrom (PMS), Prostatavergrößerung, Hexenschuss und Sehnenscheidenentzündung! Brennnesseln können den Blutdruck und die Herzfrequenz senken und haben zudem eine regulierende Wirkung auf den Blutzuckerspiegel.

Brombeeren

Brombeeren sind reich an den Vitaminen A und C, die beide hochwirksame Antioxidantien sind. Die stärkste Heilkraft verdanken Brombeeren jedoch ihrem hohen Polyphenolgehalt, denn diese Stoffe wirken antioxidativ und schützen vor Krebs. Wissenschaftliche Untersuchungen konnten zeigen, dass der regelmäßige Verzehr von Brombeeren für Menschen mit Rippenfellentzündung, Lungenentzündung, Thrombose, Krebs, endotoxischem Schock infolge einer Blutvergiftung, Herz-Kreislauf-Erkrankungen, Diabetes und altersbedingten kognitiven Einbußen sinnvoll ist.

Brunnenkresse

Brunnenkresse ist eine ausgezeichnete Mineralstoffquelle. Sie liefert uns Kupfer, Kalzium, Kalium, Magnesium, Mangan und Phosphor. Kalium ist wichtig für den Flüssigkeitshaushalt des Körpers. Es wirkt der Aufnahme von zu viel Salz (Natrium) entgegen und senkt so die Herzfrequenz und den Blutdruck. Mangan braucht der Körper für die Herstellung des antioxidativen Enzyms Superoxid-Dismutase (SOD). Kalzium brauchen wir für starke Knochen und Zähne. Darüber hinaus reguliert es die Aktivität von Herz- und Skelettmuskulatur. Brunnenkresse wirkt aber auch antikarzinogen. Ihr hoher Gehalt an Lutein und Zeaxanthin schützt zudem unsere Augen vor schädlichen Umwelteinflüssen. Brunnenkresse stärkt die sexuelle Energie und die Fruchtbarkeit.

Cantaloupe-Melonen

Cantaloupe-Melonen weisen einen hohen Gehalt an Vitamin A und C auf. In einer Tasse Cantaloupe-Melonen-Stücken stecken 103 Prozent der empfohlenen Tagesmenge an Vitamin A sowie 112 Prozent an Vitamin C. Vitamin A schützt nachweislich vor grauem Star, während Vitamin C das Immunsystem stärkt. Es trägt zur Bildung weißer Blutkörperchen bei, die schädliche Erreger direkt angreifen. Zudem enthält die überaus leckere Cantaloupe-Melone Vitamin B, Folate und Kalium in beachtlicher Menge.

Cayennepfeffer

Cayennepfeffer ist eine ausgezeichnete Vitamin-A-Quelle. Seine Schärfe verdankt er dem Alkaloid Capsaicin. Diese Substanz wurde eingehend untersucht, weil sie schmerzlindernd wirkt, das Herz-Kreislauf-System stärkt und vor Magengeschwüren schützt. Darüber hinaus öffnet Capsaicin bei verstopfter Nase die Atemwege.

Champignons

Diese Zuchtpilze sind exzellente Selenquellen. Selen schützt den Körper vor Krebs. Darüber hinaus enthalten Champignons Kupfer, Kalium, Phosphor, Eisen, Kalzium und Zink. Kalium ist ein Elektrolyt, der den Blutdruck senkt und damit das Schlaganfallrisiko reduziert. Neben den genannten Mineralstoffen sind Champignons aber auch reich an Vitamin E, D, B_1, B_2, B_3 und B_5. Champignons sind eine gute Tryptophan-Quelle. Diese essenzielle Aminosäure gilt als Vorstufe des Neurotransmitters Serotonin, der den gesunden Schlaf fördert und Stimmungsschwankungen entgegenwirkt. Champignons enthalten zudem viel L-Ergothionein. Dieses starke Antioxidans schützt unseren Körper vor Zellmutationen und -schädigungen durch Strahlung und UV-Licht. Es fördert die Entgiftung der Leber, stärkt die Augen, die Fortpflanzungsorgane und die Lunge.

Die entzündungshemmenden Wirkstoffe in Champignons reduzieren Entzündungen von Herz, Gelenken, Organen und Geweben. Daher sind sie ein besonders gutes Nahrungsmittel für Menschen mit Arthritis, Asthma, Fibromyalgie, Herzkrankheiten und chronischer Erschöpfung.

Chiasamen

Chiasamen liefern unserem Organismus Kalzium, Phosphor, Mangan und Zink. Zudem enthalten sie viele Omega-3-Fettsäuren und leicht verdauliche Proteine. Chiasamen gelten aufgrund ihrer starken entzündungshemmenden Wirkung als echtes Powerfood. Vor allem Ausdauer- und Extremsportler wie Ultraläufer greifen gern zu Chiasamen, da sie mehr als das Zwölffache ihres Eigengewichts an Wasser binden können und ein Flüssigkeitsreservoir bilden, von dem der Körper längere Zeit zehren kann. Durch ihre hydrophilen Eigenschaften wirken die Samen zudem ausgleichend auf den Elektrolyt- und Flüssigkeitshaushalt des Körpers. Ihr Proteingehalt macht sie zu einem sinnvollen Nahrungsmittel für den Muskel- und Gewebeaufbau.

Auch für Diabetiker sind Chiasamen ein ideales Nahrungsmittel, weil sie den Blutzuckerspiegel stabilisieren und die Gewichtsabnahme erleichtern.

Cranberrys

Cranberrys weisen einen hohen Gehalt an Vitamin C, A, E, K, B_5 und B_6 auf. Darüber hinaus enthalten sie Mangan, Flavonoide und Antioxidantien, die den Körper vor freien Radikalen schützen. Diese sind u. a. für Krankheiten wie Krebs, Gefäßerkrankungen, Diabetes, Entzündungen und neurologische Störungen verantwortlich. Auch vorzeitige Alterserscheinungen wie z. B. die Makuladegeneration werden auf Zellschäden durch oxidativen Stress zurückgeführt. Cranberrys schützen zudem vor Harnwegsinfektionen und lindern die damit verbundenen Symptome.

Datteln

Datteln sind reich an Vitamin C, B_1, B_2, B_3, B_5 und A. Zudem enthalten sie Folate, Kalzium, Magnesium, Phosphor, Kalium sowie natürliche Zucker im Verbund mit zahlreichen Ballaststoffen. Diese wunderbare Kombination macht Datteln zu einem großartigen

Energiespender. Datteln enthalten sowohl lösliche als auch unlösliche Ballaststoffe. Die Paarung aus natürlichem Zucker und Ballaststoffen stellt uns eine gleichmäßig fließende, „saubere" Energie zur Verfügung, die uns selbst bei körperlicher Anstrengung unterstützt. Datteln sind zudem reich an Kalium, enthalten gleichzeitig aber nur wenig Natrium. Forschungsarbeiten zeigen, dass ein hoher Verzehr von Kalium (etwa 400 Milligramm pro Tag) das Risiko, einen Schlaganfall zu erleiden, um 40 Prozent senkt. Andere wichtige Inhaltsstoffe der Dattel sind Kupfer, Eisen und Mangan. Darüber hinaus weist die Dattel eine hohe Konzentration an antioxidativen Phenolen auf. Und sie vermag das ungeliebte LDL-Cholesterin zu senken.

Dill

Dill steckt voller Antioxidantien, die den Körper vor freien Radikalen und damit vor Krebs schützen. Das schmackhafte Kraut enthält viel Vitamin A und C, dazu noch Kupfer, Kalium, Kalzium, Mangan, Eisen und Magnesium. Für Menschen, die häufig unter Durchfall oder Menstruationsstörungen leiden, ist Dill eine großartige Unterstützung. In dieser Hinsicht ist Dill dem Knoblauch ähnlich, der ebenfalls vor unkontrolliertem Wachstum von Bakterien schützt. Dill regt den Gallenfluss an und stimuliert die Verdauungssäfte. Und auf diese Weise fördert er unseren Appetit.

Durianfrüchte

Auch die Durianfrucht versorgt uns mit zahlreichen Vitaminen und Mineralstoffen, u. a. mit den Vitaminen B_1, B_2, B_3, B_5 und B_6. Alle Vitamine der B-Gruppe sind wasserlöslich und können schnell aufgenommen werden. Da die meisten Vitamine essenzielle Stoffe sind, die der Körper nicht selbst herstellen kann, müssen wir sie täglich mit der Nahrung zu uns nehmen. Durian ist reich an Mineralstoffen wie Mangan, Kupfer, Eisen und Magnesium. Mangan benötigt der Körper für die Herstellung des antioxidativen Enzyms Superoxid-Dismutase (SOD). Kupfer und Eisen braucht er für die Bildung roter Blutkörperchen. Die Durianfrucht liefert uns mit der essenziellen Aminosäure Tryptophan zudem ein natürliches Schlafmittel. Der Körper verarbeitet diese Aminosäure zu Serotonin und Melatonin, Neurotransmittern, die eine wichtige Funktion für den harmonischen Ablauf der Schlafphasen haben. In manchen Fällen werden sie auch zur Behandlung von Epilepsie eingesetzt. Durian wird ganzjährig in Feinkostgeschäften, in gut sortierten Naturkostläden und Bio-Supermärkten angeboten.

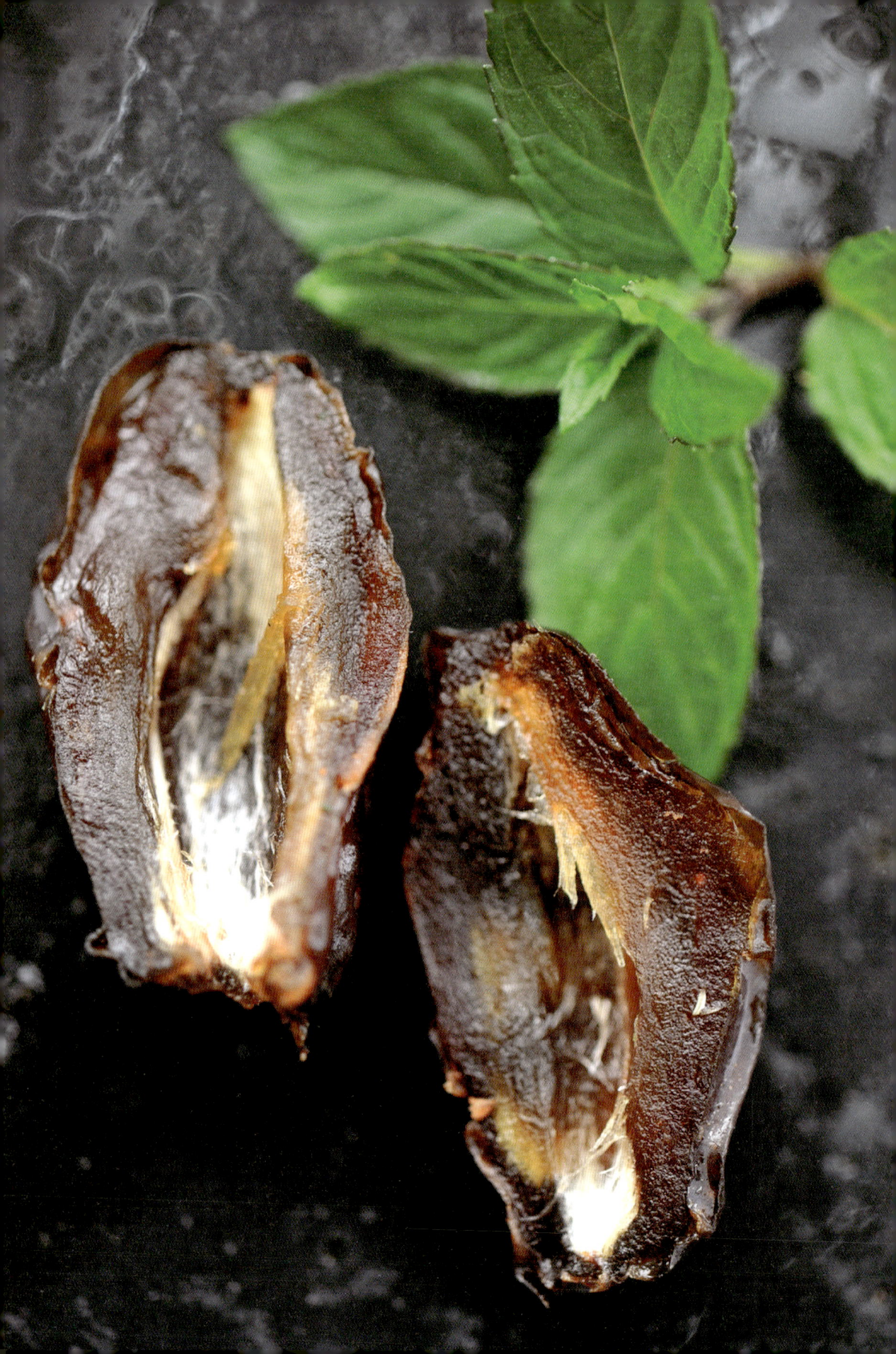

Endiviensalat

Endiviensalat ist kalorienarm, aber reich an Vitalstoffen. Da er zu 95 Prozent aus Wasser besteht, enthalten 100 Gramm nur etwa 17 Kalorien. Die Endivie liefert uns Vitamin A und C, Kalzium, Chlorid, Eisen, Phosphor, Kalium und Schwefel sowie viele Ballaststoffe. Bei Akne, Asthma, Blutarmut, Krebs, Verstopfung und Leber- bzw. Gallenproblemen hat sich Endiviensalat als wohltuend erwiesen.

Erbsen

Grüne Erbsen enthalten Vitalstoffe, die unsere Knochen gesund halten. Sie sind reich an Vitamin K, Folaten und Vitamin B_6. Folate und Vitamin B_6 verhindern die Entstehung von Homocystein, einem Stoffwechselnebenprodukt, welches die Vernetzung von Kollagenfasern beeinträchtigt und so zu verminderter Knochendichte und Osteoporose führt. Darüber hinaus schädigen erhöhte Homocysteinwerte das Herz. Grüne Erbsen liefern zudem Vitamin B_1, B_2 und B_3, die für den Stoffwechsel von Bedeutung sind. Sie enthalten Eisen, das für die Blutbildung nötig ist. Eisenmangel macht sich durch Blutarmut, Müdigkeit, verschlechterte Immunreaktion und Lernprobleme bemerkbar. Grüne Erbsen sind eine ausgezeichnete Vitamin-C-Quelle. Vitamin C schützt den Körper vor Schäden durch freie Radikale und verleiht uns mehr Energie. Folgende Körpersysteme haben einen erhöhten Vitamin-C-Bedarf: Nebennieren, Augen, Leber, das Immunsystem und das Bindegewebe. Darüber hinaus hat Vitamin C eine krebshemmende Wirkung.

Erdbeeren

Erdbeeren liefern uns Vitamin C und K, Ballaststoffe und Flavonoide. Darüber hinaus finden sich darin die Vitamine B_1 und B_5, Jod, Mangan, Vitamin B_6, Folate und Biotin. Man schreibt Erdbeeren allerlei gesundheitliche Vorzüge zu. So sollen sie beispielsweise den Augeninnendruck senken, das Sehvermögen stärken, Krebs bekämpfen, Rheuma und Gicht lindern sowie erhöhten Blutdruck senken. Regelmäßiger Verzehr von Erdbeeren soll zudem die Gehirnfunktion fördern.

Datteln sind durch ihre natürlichen Zucker und Ballaststoffe großartige Energiespender und dabei äußerst vitamin- und mineralstoffreich.

Feigen

Frische Feigen, vor allem Sorten mit violettem Fruchtfleisch, enthalten zahlreiche antioxidative Polyphenole wie Carotine, Lutein, Tannine und Chlorogensäure. Frische Feigen sind zudem überaus reich an antioxidativen Vitaminen wie Vitamin A, E und K. Diese machen freie Radikale unschädlich und schützen uns so vor Krebs, Diabetes und vielen degenerativen Erkrankungen. Darüber hinaus enthalten Feigen viel Vitamin B_1, B_3, B_5, B_9 sowie die Mineralstoffe Eisen, Magnesium, Kalium und Kupfer. Wissenschaftliche Untersuchungen zeigen, dass Chlorogensäure aus Feigen den Blutzuckerspiegel senken und regulieren kann.

Fenchelgrün

Fenchel ist eine ausgezeichnete Quelle für Vitamin C, Folate, Kalium, Mangan, Niacin, Phosphor, Kalzium, Magnesium, Eisen, Kupfer und Ballaststoffe. Mit nur 31 Kalorien pro 100 Gramm gehört Fenchel zu den gesündesten Antioxidantien überhaupt – von seiner entzündungshemmenden Wirkung einmal ganz abgesehen. Die sekundären Pflanzenstoffe des Fenchels – Rutin, Quercetin und Anethol – wirken Entzündungen entgegen und beugen der Entstehung von Krebs vor. Die flüchtigen ätherischen Öle des Fenchels fördern die Verdauung. Sie regen die Produktion von Verdauungsenzymen im Magen an, sodass die Nahrung vom Körper leichter aufgenommen werden kann. Daher ist Fenchel besonders bei Refluxkrankheit zu empfehlen.

Fichtentriebe

Der Vitamin-C-Gehalt von Fichtennadeln ist sehr hoch, unterliegt allerdings saisonalen Schwankungen. Die ätherischen Öle der Fichte wirken gegen Bakterien, Pilzbefall und Würmer. *Achtung*: Fichtentriebe sind Heilpflanzen mit einem hohen Wirkstoffgehalt. Verwenden Sie daher nur junge, hellgrüne Fichtentriebe (möglichst selbst gesammelt) und höchstens zwei bis drei Zweige.

Fichtennadeln wirken auswurffördernd und halten so die Lunge gesund. In Honig oder Öl eingelegt gelten sie als traditionelles Hausmittel bei Erkältungen. Man kann aber aus Fichtennadeln auch einen Tee zubereiten, der den Stoffwechsel anregt und gegen Erkältungskrankheiten wirkt. Fichtennadeltinktur wird in der pflegenden Kosmetik eingesetzt. Da die Öle der Fichte hautreizend wirken können, ist auch hier eine geringe Dosierung wichtig.

Flohsamenschalen

Flohsamen sind die Samen einer Wegerichart (*Plantago ovata*), die als Wildpflanze in Nordafrika und Asien heimisch ist. Flohsamenschalen liefern uns Ballaststoffe, die in unserer ballaststoffarmen Ernährung meist fehlen. So enthalten 100 Gramm Floh-samenschalen 71 Gramm lösliche Ballaststoffe, 100 Gramm Haferkleie dagegen nur 5 Gramm. Daher sind Flohsamenschalen das stärkste natürliche Hilfsmittel für unsere Verdauung, aber auch für ein gesundes Herz.

Mit Flohsamenschalen lässt sich der Blutzuckerspiegel regulieren, da sie im Ver-dauungstrakt Zuckermoleküle binden und so den Anstieg des Blutzuckerspiegels nach einer Mahlzeit reduzieren.

Frühlingszwiebeln

Frühlingszwiebeln sind reich an Chrom, Vitamin C, Ballaststoffen, Mangan, Vitamin B_6, Tryptophan, Folaten, Kalium, Phosphor und Kupfer. Sie senken den Blutzucker, den Cholesterinspiegel und den Blutdruck, reduzieren das Risiko, an Darmkrebs zu erkran-ken, und schützen den Körper vor Entzündungen.

Gänsefuß

Der Weiße Gänsefuß ist eine Wildpflanze, die man in deutschsprachigen Ländern auch unter dem Namen „Ackermelde" kennt. Er enthält zahlreiche Proteine, die Vitamine A, C, B_1, B_2 und B_3 sowie essenzielle Mineralstoffe wie Eisen, Kalzium, Phosphor und Kalium. Wie alle dunkelgrünen Pflanzen unterstützt der Gänsefuß den Körper beim Kampf gegen Krebs und Diabetes. Er hemmt Entzündungen und stärkt die Knochen.

Gartensalate

Alle Gartensalatarten sind hilfreich bei übermäßiger Produktion von Magensäure, aber auch bei Blutarmut, Rheuma, Katarrhen, Kreislaufproblemen, Darmentzündung, Verstopfung, Husten, Diabetes, Gastritis, Gicht, Schlaflosigkeit, Reizdarmsyndrom, Fettsucht, Folgen von Stress, Tuberkulose, Magen- und Zwölffingerdarmgeschwüren sowie Erkrankungen des Harntrakts.

Grüner Eichblattsalat ist reich an Vitamin A und K sowie an Betacarotin und Lutein, die beide eine antioxidative Wirkung haben, und schützt so unsere Augen.

Kopfsalat hat weiche Blätter und einen milden Geschmack. Er liefert dem Körper die Vitamine K, C und A. Sie sind gut für die Haut, die Augen und alle Schleimhäute, z. B. auch jene an der Innenseite der Lippen. Kopfsalat ist reich an Ballaststoffen, Folaten, Kalzium, Eisen, Kalium und Flavonoiden. Zudem enthält er zahlreiche sekundäre Pflanzenstoffe, die den Körper vor Krankheiten schützen. Dazu gehört z. B. das Karotinoid Zeaxanthin, das sich auch in der *Makula* (dem gelben Fleck) des Auges findet. Das mit der Nahrung aufgenommene Zeaxanthin wird direkt dort verwertet, daher schützt Zeaxanthin vor der gefürchteten altersbedingten Makuladegeneration.

Postelein (*Montia perfoliata*) zählt zu den Pflücksalaten und enthält viel Vitamin A und C. Traditionell wurde der Posteleinsalat als gutes Mittel gegen Skorbut und andere Vitamin-C-Mangelerkrankungen eingesetzt.

Romanasalat ist reich an Antioxidantien, die vor Krebs schützen können. Er hilft auch bei Schlaflosigkeit, da er schlaffördernde Substanzen enthält. Romanasalat ist eine gute Quelle für Vitamin A, Folate, Vitamin C, Mangan und Chrom. Darüber hinaus liefert er dem Körper Ballaststoffe, Vitamin B_1 und B_2 sowie die Mineralstoffe Kalium, Molybdän, Eisen und Phosphor.

Roter Eichblattsalat enthält von allen Salaten am meisten Vitamin A, B_6 und Antioxidantien. Dadurch stärkt er die Sehkraft, unterstützt den Körper aber auch bei der Reparatur beschädigter Blutgefäße und schützt vor Krebs.

Granatapfelkerne

Granatapfelkerne enthalten Punicalagin, ein starkes Antioxidans, das zu den Tanninen (Polyphenolen) gehört und für die gesundheitlichen Vorzüge des Granatapfels verantwortlich ist. Ihr Gehalt an Antioxidantien ist sogar noch höher als der von Heidelbeeren, Cranberrys und Orangen. Auf diese Weise kann der Granatapfel zur Krebsvorsorge beitragen, die Oxidierung des LDL-Cholesterins verhindern und dadurch vor Arteriosklerose schützen.

Darüber hinaus enthält der Granatapfel viel Vitamin B_1, B_2, B_3 und C sowie Kalzium und Phosphor. Der regelmäßige Verzehr von Granatapfelkernen senkt das Risiko für Herzinfarkte und Schlaganfälle. Außerdem sollen die gesunden Stoffe der Frucht Frühgeburten und der Entwicklung von Alzheimererkrankungen vorbeugen. Der Granatapfelsaft wirkt in gewisser Weise wie Aspirin. Er sorgt dafür, dass sich Blutplättchen nicht zu Gerinnseln verklumpen. Wissenschaftliche Untersuchungen legen den Schluss nahe, dass der regelmäßige Konsum von Granatapfelsaft dazu beiträgt, erektile Dysfunktion zu bekämpfen. Möglicherweise hilft er auch, Prostatakrebs zu verhindern oder sein Wachstum zu verlangsamen.

Grapefruits

Die Grapefruit ist reich an Vitamin C, Vitamin A und sekundären Pflanzenstoffen wie Betacarotin und Lycopin. Mit einer halben Grapefruit decken Sie 80 Prozent Ihres Tagesbedarfs an Vitamin C und 6 Prozent Ihres Vitamin-A-Bedarfes. Vitamin C ist ein hochwirksames Antioxidans, das den Körper vor Infektionen und freien Radikalen schützt. Vitamin A kann uns vor Tumoren der Lunge und der Mundhöhle bewahren. Doch die Grapefruit enthält noch andere Vitamine, nämlich E, B_2, B_6 und B_9 sowie zahlreiche Mineralstoffe wie Kalzium, Mangan, Magnesium, Phosphor und Kalium.

Die Grapefruit ist zudem kalorienarm. In 100 Gramm Grapefruit stecken nur 42 Kalorien. Die saftige Frucht ist reich an Pektin, einem unlöslichen Ballaststoff, der die Schleimhaut des Darms schützt, indem er für eine schnelle Darmpassage sorgt und Toxine bindet. Pektin trägt darüber hinaus zur Senkung des Cholesterinspiegels bei, weil es die Wiederaufnahme von Gallensäuren (dies sind Abbauprodukte des Cholesterins) im Dickdarm verringert und ihre Ausscheidung erhöht.

Grünkohl

Grünkohl hat bekanntermaßen eine starke entzündungshemmende Wirkung. Er ist reich an Betacarotinen, Vitamin K und C, sowie an Lutein, Zeaxanthin und Kalzium. Das basische Wintergemüse enthält große Mengen des natürlichen Antikrebsmittels Sulforaphan. Darüber hinaus steckt in seinen dunkelgrünen Blättern das Wachstumshormon Indol-3-Carbinol, das die Reparatur von Schäden an der Erbsubstanz fördert und das Wachstum von Krebszellen hemmen kann.

Guaven

Die Guave enthält nur wenig gesättigte Fettsäuren, Cholesterin und Natrium, ist aber reich an Ballaststoffen, Vitamin C sowie A, Folaten, Kalium, Kupfer und Mangan. Guaven stärken das Verdauungssystem. Sie hemmen zudem das Wachstum schädlicher Bakterien im Darm und sorgen für die Ausscheidung von überschüssigem Schleim. Traditionell wurden sie eingesetzt bei Übersäuerung, Asthma, bakteriellen Infektionen, Katarrh, verschleimter Lunge, Krämpfen, Epilepsie, hohem Blutdruck, Fettsucht, Geschwüren der Mundhöhle, schlechter Durchblutung, langen Monatsblutungen, Skorbut und Zahnfleischentzündung.

Heidelbeeren

Die Abteilung für Lebensmittelforschung des amerikanischen Landwirtschaftsministeriums (*United States Department of Agriculture*, USDA) hat die antioxidative Wirkung von vierzig ausgewählten Früchten untersucht. Die Heidelbeere erwies sich dabei als Spitzenreiter. Antioxidantien helfen, schädliche freie Radikale zu neutralisieren, die sowohl für die Entstehung von Krebserkrankungen als auch für vorzeitige Alterungsprozesse verantwortlich sind. Die antioxidative Wirkung von Heidelbeeren ist im Vergleich zu Spinat doppelt so stark und weist gegenüber Orangen sogar dreifach höhere Werte auf. Diese außergewöhnlichen Früchte sind zudem reich an Pektinen, löslichen Ballaststoffen, die nachweislich eine cholesterinsenkende Wirkung haben. Darüber hinaus sind Heidelbeeren wohltuend für Diabetiker, da sie einen ausgesprochen niedrigen glykämischen Index haben und somit die Aufnahme von Zucker in die Blutbahn verlangsamen.

Himbeeren

Himbeeren sind eine ausgezeichnete Mangan- und Vitamin-C-Quelle. Diese Antioxidantien schützen die Körperzellen vor oxidativem Stress. Darüber hinaus enthalten Himbeeren viel Vitamin B_2 und B_3, Folate, Magnesium, Kalium und Kupfer. Sie stecken

Die antioxidative Wirkung von Heidelbeeren ist doppelt so hoch wie die des Spinats und dreimal so hoch wie die der Orangen.

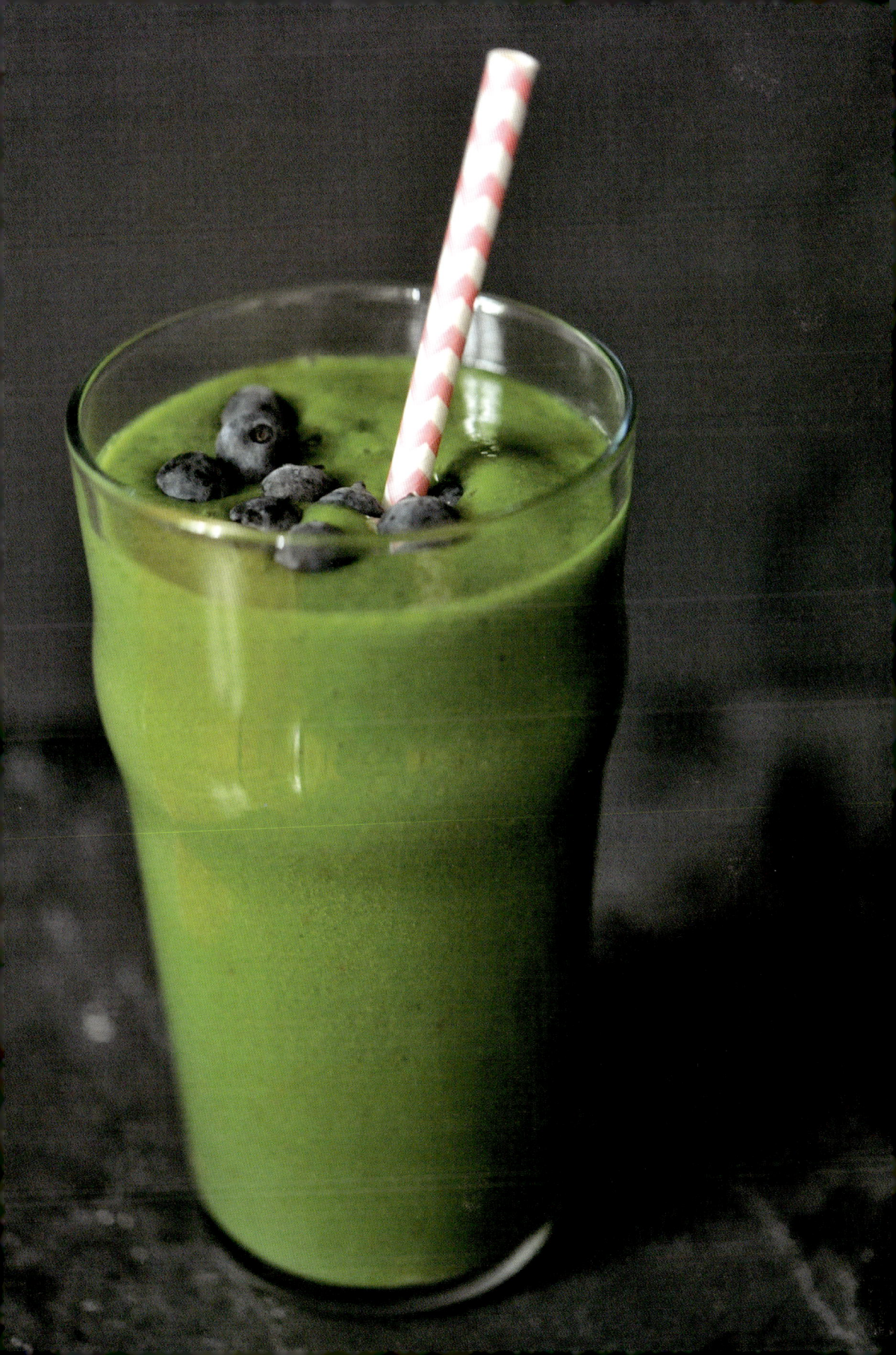

voller Ballaststoffe und kurbeln durch ihren hohen Mangangehalt den Stoffwechsel sowie die Fettverbrennung an. Ballaststoffe sorgen für eine längere Sättigung und reduzieren Blutzuckerspitzen nach den Mahlzeiten. Diese Kombination macht Himbeeren zur Frucht der Wahl für alle, die auf ihren Blutzuckerspiegel achten müssen. Wissenschaftliche Untersuchungen haben ergeben, dass Himbeeren die Vermehrung von Krebszellen hemmen und somit der Entstehung von Tumoren, z. B. im Darm, vorbeugen können.

Honig

Kalt geschleuderter Honig, der nicht pasteurisiert, erhitzt oder gefiltert wurde, steckt voller wertvoller Inhaltsstoffe. Er schenkt uns Kohlehydrate aus 80 Prozent natürlichen Zuckern wie Fruchtzucker und Glukose. Honig enthält viel Vitamin B_1, B_2, B_3, B_5 und B_6, darüber hinaus Mineralstoffe wie Kalzium, Kupfer, Eisen, Magnesium, Mangan, Phosphor, Kalium, Natrium und Zink. Kalt geschleuderter Honig ist zudem reich an antioxidativen Polyphenolen, die den Körper vor freien Radikalen schützen. Er lindert Allergien und Heuschnupfen. Ein bis zwei Teelöffel Honig vor dem Schlafengehen helfen gegen Schlaflosigkeit. Außerdem ist er heilsam bei Brandwunden. Er kühlt, lindert den Schmerz und lässt die Haut dank seiner antibiotischen und antibakteriellen Wirkung ohne Narben verheilen. Ein Teelöffel Honig vor dem Schlafengehen ist auch gut für kleine Bettnässer, da er dafür sorgt, dass Kinder das Wasser besser halten können.

Wie Blütenpollen (Seite 54 f.) ist auch der Honig die Nahrung der Bienen. Aus diesem Grund wird er meist von streng vegan lebenden Menschen als Nahrungsmittel abgelehnt. Daher wird Honig in den Smoothie-Rezepten (Seite 101 ff.) nur als optionale Zutat angeben.

Honigmelonen

Honigmelonen sind ausgezeichnete Vitamin-C-Quellen, enthalten aber auch viel Kalium, Kupfer und B-Vitamine wie B_1, B_3, B_5 und B_6. Darüber hinaus sind sie reich an Folaten, die den Fötus vor Missbildungen schützen. Folate sind überall da wichtig, wo sich Zellen schnell teilen, da sie Proteine binden können. Honigmelonen bestehen hauptsächlich aus Wasser, weshalb sie an heißen Sommertagen wegen ihrer durstlöschenden Wirkung von Groß und Klein geschätzt werden.

Ingwer

Die Ingwerwurzel enthält Vitamin C und E, Kupfer, Kalium, Kalzium, Mangan, Eisen und Magnesium. In wissenschaftlichen Studien konnte nachgewiesen werden, dass Ingwer ähnlich wie Aspirin blutverdünnend wirkt. Darüber hinaus lindert er Entzündungen, senkt den Cholesterinspiegel, wirkt fiebersenkend und hilft gegen Migräne, Schwindelanfälle und Übelkeit. Seine antioxidative und entzündungshemmende Wirkung erweist sich vor allem bei rheumatischen Erkrankungen als Wohltat. Doch auch bei Reiseübelkeit und Blähungen ist Ingwer hilfreich.

Jackfrüchte

Die Jackfrucht ist eine ausgezeichnete Vitamin-A-Quelle. Dieses Vitamin ist ein hochwirksames Antioxidans und stärkt unser Sehvermögen. Auch das antioxidative Vitamin C ist in der Jackfrucht reichlich enthalten. Das gelbe Fruchtfleisch der Jackfrucht ist weich und leicht verdaulich. (Die einzelnen Fruchtsegmente sehen wie Birnen aus.) Es enthält zahlreiche Einfachzucker wie Fruktose und Saccharose. Darüber hinaus enthält die Jackfrucht antioxidative Flavonoide wie Betacarotine und Lutein. Sie schützen uns vor Darm-, Prostata-, Brust-, Gebärmutter-, Lungen- und Bauchspeicheldrüsenkrebs. Die grünen Sammelfrüchte sind reich an Vitaminen des B-Komplexes, besonders an Vitamin B_6, B_3 und B_2, sowie an Folaten. Und obendrein ist die Jackfrucht eine gute Quelle für Magnesium, Mangan, Eisen und Kalium. Letzteres ist wichtig für den Flüssigkeitshaushalt des Körpers, es entlastet Herz und Kreislauf.

Kakis

Die Kaki, auch „Persimone" oder „Sharonfrucht" genannt, enthält viel Kalzium, Eisen, Phosphor und die Vitamine C und A. Sie hat nur wenig Kalorien (etwa 70 Kalorien pro 100 Gramm) und einen niedrigen Fettanteil, besitzt aber viele Ballaststoffe. In der traditionellen chinesischen Medizin werden Kakis gegen Schluckauf gegeben. Außerdem behandelt man damit Durchfall, Hämorrhoiden, Infektionen der Lunge sowie Asthma.

Kaktusfeigen

Die Kaktusfeige ist die Frucht der Opuntie und eine ausgezeichnete Quelle für Vitamin C, Kalzium, Magnesium, Kupfer und Ballaststoffe. Kaktusfeigen können Hirnschwellungen infolge von Gehirnerschütterungen lindern. Aufgrund ihres hohen Mineralstoffgehaltes helfen sie auch bei einem Kater nach dem Genuss von Alkohol. Sie stabilisieren den Blutzuckerspiegel und sind gut für Diabetiker. Sie wirken lindernd bei Muskelkater, reinigen den Darm und sind bei der Gewichtsabnahme eine unverzichtbare Hilfe, da sie das gesamte Spektrum essenzieller Aminosäuren enthalten. Die Aminosäuren der Kaktusfeige senken den Cholesterinspiegel und können die Plaquebildung an den Arterienwänden vermindern und so den Blutfluss verbessern. Der hohe Prolingehalt fördert die Kollagenbildung, was bei Gelenkproblemen und Sportverletzungen wichtig ist.

Karottengrün

Karottengrün ist reich an Proteinen, Vitaminen und Mineralstoffen. Das Grün enthält bis zu 6-mal mehr Vitamin C als die Karotte selbst und sogar mehr als Zitronen und ist darüber hinaus eine ausgezeichnete Kalzium- sowie Chlorophyllquelle. Chlorophyll wirkt blutreinigend und sorgt für den Abtransport von Schadstoffen aus den Lymphknoten und Nebennierenrinden. Kalzium stärkt Knochen und Muskeln. Karottengrün enthält außerdem viel Kalium und Vitamin K, die den Blutdruck senken, den Stoffwechsel ankurbeln und vor Osteoporose sowie Herzkrankheiten schützen. Der altgriechische Arzt Dioskurides zählte Karottengrün zu den sechshundert Pflanzen, die Wucherungen und Geschwulste heilen können.

Der aus den Blättern gewonnene Saft kann als antiseptische Mundspülung verwendet werden. Täglich einen Zweig Karottengrün zu kauen hilft gegen Mundgeruch, Zahnfleischbluten und Mundgeschwüre. Da Karottengrün starke antiseptische Eigenschaften besitzt, wird es, mit Honig vermischt, auch zur Wunddesinfektion eingesetzt.

Karottengrün enthält viel Porphyrin, das die Hirnanhangsdrüse (*Hypophyse*) anregt und die Produktion von Sexualhormonen steigert. Wenn Sie unter Schlaflosigkeit leiden, sollten Sie sich beim Einschlafen Karottengrün unter den Kopf legen. Ein Breiumschlag aus Karottengrün, der einige Stunden lang um die Beine gewickelt bleibt, lindert Krampfaderschmerzen. Karottengrün ist eine gute Folatquelle. Folate unterstützen Gehirn und Nervensystem. Außerdem finden sich im Karottengrün noch Eisen, Magnesium, Kalium, Kalzium und Jod.

Kelp (Seetang)

Seetang ist reich an Jod und Vitamin K, Folaten und Magnesium. Darüber hinaus enthält er viel Eisen, Kalzium, Vitamin B_2 und B_5 sowie die Vitamine C und E. Von Jod profitieren vor allem Menschen mit Schilddrüsenunterfunktion. Das Spurenelement Vanadium im Seetang erhöht die Insulinempfindlichkeit der Zellen und sorgt dafür, dass nicht zu viel Glukose produziert wird. Der Blutzuckerspiegel lässt sich so leichter regulieren, wodurch das Risiko für Typ-2-Diabetes sinkt.

Kirschen

Viele der gesundheitlichen Vorzüge der Kirsche beruhen auf den Inhaltsstoffen, denen sie ihre blutrote Farbe verdankt: den Anthocyanen. Der menschliche Körper verwendet die sekundären Pflanzenstoffe u. a. für die Herstellung essenzieller Aminosäuren. Da Anthocyane hochwirksame Antioxidantien sind, schützen sie den Körper vor Schäden durch freie Radikale, die durch Sauerstoff, Stickstoff und UV-Strahlung hervorgerufen werden. Darüber hinaus sind Anthocyane natürliche Schmerzmittel und wirken entzündungshemmend. Der regelmäßige Verzehr von Kirschen schützt uns vor akuten und chronischen Muskelschäden. Daher sind Kirschen ein guter Snack vor und nach dem Work-out.

Kirschen sind außerdem reich an Melatonin. Wissenschaftliche Untersuchungen belegen, dass der Melatoninspiegel von Menschen nach Herzanfällen sehr niedrig ist. Melatonin wirkt antioxidativ, reguliert den Schlaf-Wach-Rhythmus und stärkt die Funktion des Immunsystems.

Kiwis

Eine Kiwi enthält nahezu 120 Prozent des empfohlenen Tagesbedarfs an Vitamin C. Dieses stärkt nicht nur unser Immunsystem, sondern schützt auch unsere Arterien vor der negativen Wirkung freier Radikale. Kiwis enthalten zudem viele Ballaststoffe und liefern dem Körper Kalium, Kupfer, Magnesium, Vitamin E und Mangan.

Knoblauch

Dass Knoblauch gut gegen Bakterien und Pilze wirkt, ist ja bekannt. Er steckt zudem voller Mineralstoffe wie Kupfer, Kalium, Kalzium, Mangan, Zink, Eisen, Magnesium und Phosphor, enthält aber auch Proteine und die Vitamine B_1, B_2 und C. Knoblauch ist dank seines Vitalstoffgehalts ein bewährtes Hausmittel bei Erkältungskrankheiten.

Kokosnüsse

Kokosnuss (vor allem das Fleisch junger Kokosnüsse sowie Kokoswasser) liefert dem Körper Mangan, Phosphor und reichlich Kalium sowie Selen. Darüber hinaus enthält sie gesunde Proteine, Kalzium, Niacin, Folate, Eisen, Magnesium und Zink sowie andere essenzielle Mineralstoffe. Frisches junges Kokosnussfleisch ist eine ausgezeichnete Quelle für lösliche Ballaststoffe, die Verstopfung entgegenwirken. Darüber hinaus trägt das Fleisch zum Muskelaufbau bei und wirkt lindernd bei Halsentzündungen und Magengeschwüren. Es schützt den Körper vor Insulinresistenz, stärkt die Nieren und verleiht uns eine strahlende Haut. Kokoswasser reguliert dank seines hohen Elektrolytgehalts den Wasserhaushalt unseres Körpers.

Kombucha

Kombucha ist ein mit dem Kombuchapilz fermentierter Tee. Doch der Kombuchapilz ist eigentlich gar kein Pilz, sondern eine Mischung aus Hefepilzen und Essigsäurebakterien. Seine Wirkung wurde in mehreren Ländern wissenschaftlich untersucht, u. a. in China, Russland und Deutschland. Offensichtlich hat der Pilz beträchtliche antibakterielle, antibiotische und entgiftende Eigenschaften. Sein hoher Gehalt an Glucuron- und Glukonsäure kann die Krebsbehandlung wirksam unterstützen.

Günther Frank berichtet in seinem Buch *Kombucha – Das Teepilz-Getränk* über Krebsheilungen, bei denen der Teepilz die Selbstheilungskräfte des Körpers unterstützte. Frank zitiert u. a. den sowjetischen Nobelpreisträger Alexander Solschenizyn, der seine Heilung von Magenkrebs dem regelmäßigen Genuss von Kombucha-Tee zuschrieb. Nachdem Präsident Ronald Reagan davon gehört hatte, trank auch er regelmäßig Kombucha, um die Ausbreitung seines Tumors zu verhindern. Der Präsident überlebte seine Krebserkrankung und starb 2004 im Alter von 93 Jahren. Kombucha ist reich an Antioxidantien, die freie Radikale unschädlich machen. Der Tee enthält außerdem viele B-Vitamine und probiotische Bakterien, die den Darm heilen und das Immunsystem stärken.

Koriandergrün

Koriandergrün enthält zahlreiche Antioxidantien und Ballaststoffe, die LDL, das „schlechte" Cholesterin, reduzieren und die Bildung von HDL, dem „guten" Cholesterin, fördern.[29] Es ist reich an essenziellen Ölen. Seine Blätter und Stängel enthalten eine Mischung aus antioxidativen Flavonoiden, zu denen sich so wirksame Vitalstoffe wie Kalium, Eisen, Mangan, Kalzium und Magnesium gesellen. Kalium ist wichtig für den Elektrolythaushalt unseres Körpers und beeinflusst die Herzfrequenz sowie den Blutdruck positiv. Eisen ist maßgebend beteiligt an der Produktion roter Blutkörperchen. Mangan braucht der Körper für die Herstellung des antioxidativen Enzyms Superoxid-Dismutase (SOD). Darüber hinaus enthält Koriandergrün viele lebenswichtige Vitamine wie B_2, B_3, C und A sowie Folate und Betacarotine. Vitamin A hält die Schleimhäute und die Haut gesund und unterstützt das Sehvermögen. Natürliche Lebensmittel mit einem hohen Gehalt an Vitamin A und Flavonoiden (Carotine) schützen den Körper vor Tumoren der Lunge und der Mundhöhle. Koriandergrün versorgt uns zudem mit Vitamin K, das für die Erhaltung der Knochensubstanz eine wichtige Rolle spielt. Da es neuronale Schäden im Gehirn verhindern kann, spielt es auch bei der Vorbeugung von Alzheimer eine zentrale Rolle. Jüngere Forschungsarbeiten zeigen, dass Koriandergrün Schwermetalle bindet und aus dem Körper ausleitet.

Kürbisblätter

Kürbisblätter kann man essen. Sie liefern dem Körper Vitamin C, B_6, Folate sowie Kalzium, Eisen, Magnesium, Phosphor, Kalium, Kupfer, Mangan, Proteine und Omega-3-Fettsäuren. Die dunkelgrünen Kürbisblätter enthalten zudem viel Vitamin A, das für ein gesundes Wachstum, gutes Sehvermögen und ein starkes Immunsystem sorgt.

Kurkuma

Kurkuma enthält Curcumin, das dem Gewürz seine gelbe Farbe, seinen intensiven Geschmack und seine gesundheitsfördernden Eigenschaften verleiht. Curcumin wirkt antioxidativ, entzündungshemmend und antibakteriell. Es beruhigt den Magen, schützt Herz und Leber. Als Antioxidans erweist sich Curcumin bei vielen Krankheiten als natürliches Heilmittel, so z. B. bei Rheuma. (Freie Radikale lösen die schmerzhaften Gelenkentzündungen aus und schädigen dauerhaft die Gelenke.) Curcumin kann als kostengünstige und gut verträgliche Behandlungsalternative für das Reizdarmsyndrom, für *Morbus Crohn* sowie für *Colitis ulcerosa* genutzt werden. Jüngere Studien haben ergeben, dass Curcumin den häufigsten Gendefekt, der für fibröse Zysten der Brust verantwortlich ist, korrigieren kann. Darüber hinaus unterstützt Curcumin den Körper beim Kampf gegen Krebszellen und sorgt dafür, dass sie sich nicht weiter im Körper ausbreiten können. Verantwortlich dafür ist u. a. die leberfunktionssteigernde Wirkung von Curcumin. Zudem verhindert Curcumin das Wachstum von Krebszellen. Einigen wissenschaftlichen Untersuchungen zufolge kann Curcumin auch vor Alzheimer schützen, weil es ein Gen aktiviert, das für die Herstellung antioxidativer Proteine verantwortlich ist.

Limetten

Limetten haben ein ähnliches Vitalstoffprofil wie Zitronen. Sie enthalten viel Vitamin C, Folate, Vitamin B_6, Kalium sowie Flavonoide und andere sekundäre Pflanzenstoffe, z. B. das Terpen Limonen. Die sekundären Pflanzenstoffe der Limette haben eine antioxidative und antikarzinogene Wirkung. Wissenschaftliche Studien konnten belegen, dass Limettensaft die Zellzyklen positiv beeinflusst, indem er bei Krebszellen die Zellteilung verlangsamt. Darüber hinaus verstärkt er die Aktivität der weißen Blutkörperchen. Limetten wirken außerdem antibiotisch und schützen vor Krankheiten wie Cholera.[30]

Löwenzahn

Die frischen grünen Blätter des Löwenzahns haben eine ausgesprochen wohltuende Wirkung auf unseren Körper. Sie verbessern die Knochengesundheit, lindern Leberstörungen sowie Diabetes, Akne, Krebs, Gelbsucht und Blutarmut. Löwenzahnblätter enthalten Betacarotine und die Vitamine B_1, B_2, B_5, B_6, B_{12}, C und E sowie die Mineralstoffe Eisen, Kalzium, Kalium, Phosphor, Magnesium und Zink.

Mangold ist ideal zum Abspecken und Entgiften:
Er ist kalorienarm und äußerst reich an sekundären
Pflanzenstoffen mit antioxidativen und
entzündungshemmenden Eigenschaften.

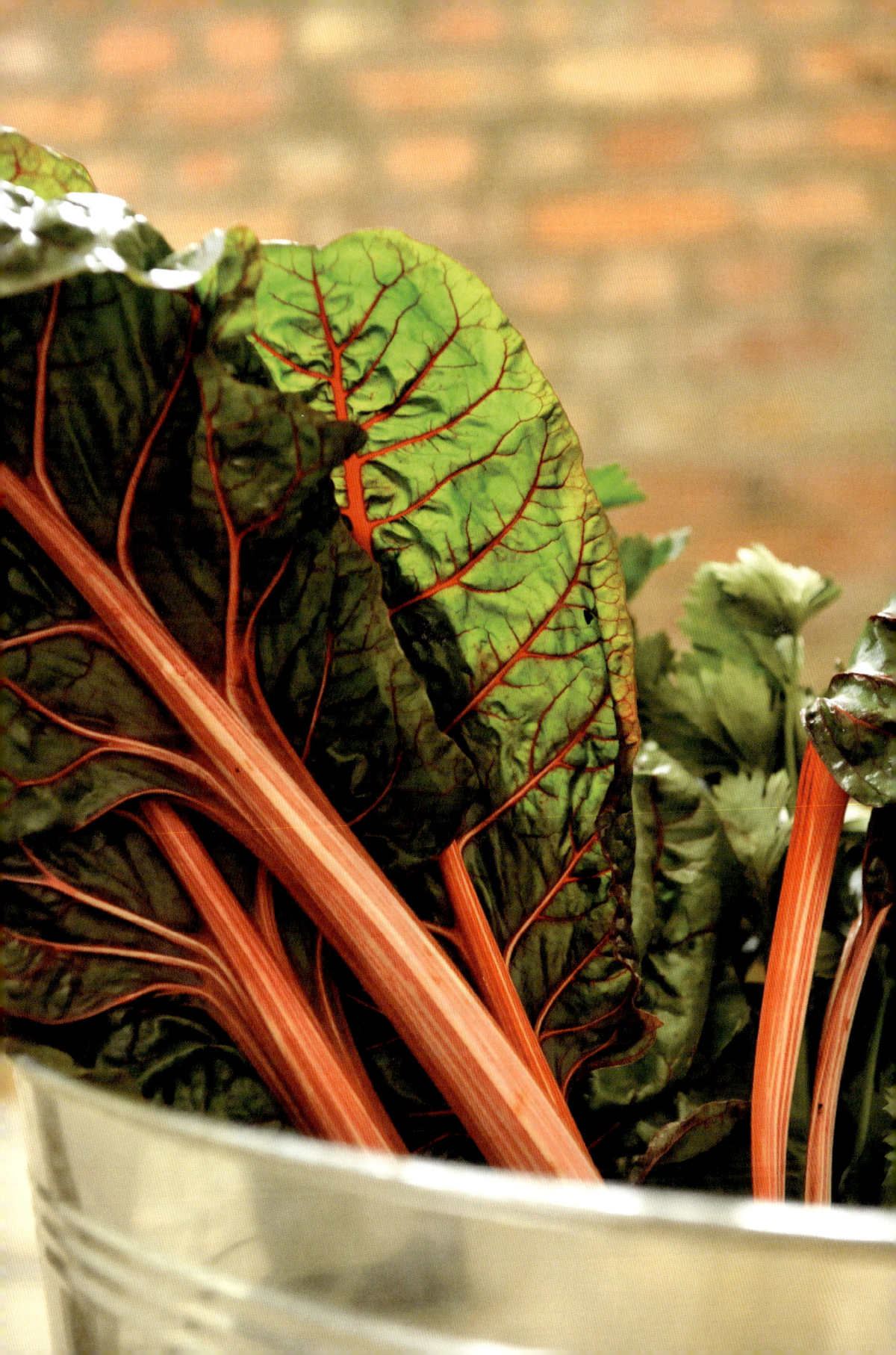

Mandarinen

Mandarinen sind reich an Vitamin C und A. Darüber hinaus enthalten sie viele Ballaststoffe. Traditionell wurden sie eingesetzt, um Fieber zu senken und die Leber zu reinigen. Mandarinen haben einen hohen Wassergehalt, wodurch der Körper mit ausreichend Flüssigkeit versorgt und so der reibungslose Ablauf der gesunden Körperfunktionen unterstützt sowie gestärkt wird.

Mangos

Mangos sind reich an Vitamin C und A. Darüber hinaus enthalten sie Spuren von Vitamin E, B_6 und K sowie das Spurenelement Selen. Mangos weisen einen hohen Phenolgehalt auf. Polyphenole sind hochwirksame Antioxidantien mit antikarzinogenem Effekt. Zudem findet sich in Mangos Eisen, was sie zu einer idealen Frucht für Schwangere und Menschen mit Blutarmut macht. Durch ihren hohen Nährwert sind Mangos sehr geeignet für Menschen, die an Gewicht zulegen müssen. Sie sind aber auch eine gute Unterstützung bei Sehschwäche, Haarausfall, Hitzschlag, Hitzebläschen, Diabetes, bakteriellen Infektionen, Nebenhöhlenentzündung, Hämorrhoiden, Verdauungsschwäche, Verstopfung, morgendlicher Übelkeit, Durchfall, Skorbut, vergrößerter Milz, Leberproblemen, Menstruationsstörungen, *Leukorrhö* (Ausfluss) und Scheidenentzündung.

Mangold

Mangold enthält Ballaststoffe, Proteine, die Vitamine A, C, E, K, B_1, B_2 und B_6 sowie Kalzium, Tryptophan, Eisen, Magnesium, Phosphor, Kalium, Kupfer, Mangan, Natrium, Folate und Zink. Für alle, die abspecken wollen, ist Mangold das ideale Gemüse, da er nur wenige Kalorien enthält. Außerdem enthält er sekundäre Pflanzenstoffe namens Betalaine, welche durch ihre antioxidativen und entzündungshemmenden Eigenschaften zur Entgiftung des Körpers beitragen.

Maulbeeren

Maulbeeren enthalten mehr Protein als jede andere Wildbeere. Zudem liefern sie Kalzium und Phosphor. Maulbeeren beeinflussen den Flüssigkeitshaushalt des Körpers positiv. Durch die Förderung aller Ausscheidungsprozesse wirken sie stärkend auf das Immunsystem. Zudem beruhigen sie die Nerven, stärken Leber und Nieren, senken den Cholesterinspiegel ebenso wie den Blutdruck und helfen, den Blutzuckerspiegel zu regulieren. Der regelmäßige Verzehr von Maulbeeren kann das Sehvermögen verbessern. Außerdem scheinen frische Maulbeeren das Ergrauen der Haare zu verhindern. Das Massieren der Kopfhaut mit frischem Maulbeersaft fördert den gesunden Haarwuchs.

Meerrettich

Meerrettich enthält viele Vitamine der B-Gruppe, aber auch Vitamin C sowie Kalium, Kalzium, Eisen, Natrium und antibiotisch wirkende Stoffe. Letztere machen ihn zu einem beliebten Heilmittel bei Infektionen des Harntrakts. Doch auch bei Erkältungen, Halsentzündungen und Bronchitis wird er traditionell eingesetzt. Meerrettich stärkt das Immunsystem, regt den Kreislauf sowie den Appetit an, wirkt aphrodisierend und lindert Zahnschmerzen.

Minze

Alle Minzarten (Pfefferminze, Poleiminze, Zitronenminze u. a.) sind reich an Vitamin A, C, B_1 und B_2, Folaten sowie an den essenziellen Mineralstoffen Mangan, Magnesium, Kupfer, Kalium, Eisen, Kalzium, Zink, Phosphor, Fluor und Selen. Sie beruhigen den Magen und unterstützen den Verdauungstrakt. Minze wird traditionell zur Behandlung von Magenproblemen, Übelkeit (auch bei Schwangeren) und Reizdarmsyndrom eingesetzt. Darüber hinaus haben alle Minzarten eine antikarzinogene Wirkung.

Mizuna (*Brassica rapa niponica*)

Der Mizunasalat gehört mit Rucola zu den mildesten senfölhaltigen Salatsorten. Er ist in der kalten Jahreszeit auf Bauernmärkten, in Bio-Supermärkten und in Asialäden erhältlich. Mizuna enthält viel immunstärkendes Vitamin C und darüber hinaus Vitamin E, Folate, Kalzium, Kalium, Chrom, Selen, Molybdän und Eisen. Mizuna ist zudem reich an Glucosinolaten, die mit ihrer antioxidativen Wirkung der Entstehung von Krebs vorbeugen können.

Muskat

Die Muskatnuss ist reich an Kalium, Kalzium, Phosphor und Magnesium. Darüber hinaus enthält sie Vitamin A und C in hinreichender Menge sowie kleine Mengen der Vitamine B_1, B_2, B_3, B_6. Sie liefert dem Körper Choline und Natrium sowie Eisen, Zink, Kupfer, Mangan und Selen. Traditionell wird die Muskatnuss eingesetzt, um Magenschmerzen und Durchfall zu lindern. Sie trägt zur Entgiftung des Körpers bei, senkt den Blutdruck und unterstützt den Kreislauf. Muskatnuss ist gut für die Verdauung, wirkt gegen Übersäuerung und verschafft Erleichterung bei Erbrechen und Blähungen. In der Medizin werden die Wirkstoffe der Muskatnuss gegen Erkrankungen der Atemwege und des Verdauungstrakts eingesetzt.

Nektarinen

Nektarinen sind eine gute Quelle für Vitamin A, Kalium und lösliche Ballaststoffe. Diese fördern die Verdauung und schützen den Körper vor Krebserkrankungen. Zudem enthalten Nektarinen viel Lycopin und Lutein, sekundäre Pflanzenstoffe, die eine vorbeugende Wirkung gegen Herzkrankheiten, Makuladegeneration und Krebs haben.

Nori-Algen

Unter den Algen verfügt Nori über die meisten Vitalstoffe. Die Nori-Alge enthält so viel Protein wie Sojabohnen und darüber hinaus zwölf Vitamine, u. a. Vitamin A und die Vitamine der B-Gruppe. Zwei Noriblätter pro Tag liefern uns den empfohlenen Tagesbedarf an Vitamin A, so viel Vitamin B_1 und B_2 wie 50 bis 60 Gramm Schweinefleisch, doppelt so viel Vitamin C wie zwei Mandarinen und so viel Eisen, wie in 550 Milliliter Milch oder einem Ei enthalten ist. Nori-Algen sind außerdem reich an Kalzium, Zink und Jod. Sie liefern dem Körper wertvolle Lignane, die uns vor Krebs schützen. Nori-Algen sind zudem eine gesunde Ballaststoff-Quelle.

Olivenöl

Olivenöl ist reich an einfach ungesättigten Fettsäuren und Antioxidantien wie Chlorophyll, Carotinoiden und Vitamin E. Wissenschaftler haben in Olivenöl die Verbindung Oleuropein isoliert, die verhindert, dass das LDL-Cholesterin oxidiert wird. Wenn wir die Fette in unserer Ernährung durch Olivenöl ersetzen, kann dies den Blutdruck erheblich senken und somit das Risiko für Herzanfälle vermindern. Olivenöl scheint außerdem die Wirkung von krebserregenden Substanzen abzuschwächen, welche das Wachstum von Brusttumoren beschleunigen. Die Ölsäure im Olivenöl scheint den Selbstzerstörungsmechanismus von Krebszellen anzuregen. Auch bei Prostata- und Gebärmutterkrebs hat Olivenöl Berichten zufolge eine positive Wirkung gezeigt.

Orangen

Orangen sind eine gute Vitamin-C-Quelle. Dieses hochwirksame Antioxidans neutralisiert schädliche Radikale im Körper und fördert die Aufnahme von nicht an ein Häm gebundenes Eisen, das aus pflanzlichen Quellen stammt. Auf diese Weise wirkt es Eisenmangel entgegen und hält das Immunsystem gesund. Darüber hinaus sorgt Vitamin C dafür, dass Kollagen nicht so schnell abgebaut wird. Kollagen hält unsere Haut straff und der Körper braucht es zudem zur Gewebereparatur.

Orangen enthalten außerdem viele Ballaststoffe. Eine einzige Orange liefert 12,5 Prozent unseres täglichen Ballaststoffbedarfs. Ballaststoffe senken den Cholesterinspiegel und beugen so Arteriosklerose vor. Der hohe Ballaststoffgehalt von Orangen lässt den Blutzuckerspiegel nach den Mahlzeiten nicht so stark in die Höhe schnellen. Wissenschaftliche Untersuchungen belegen außerdem, dass ein hoher Ballaststoffgehalt in Nahrungsmitteln den Darm vor Tumoren schützt. Die Ballaststoffe von Orangen lindern bei Menschen mit Reizdarmsyndrom Verstopfung bzw. Durchfall. Darüber hinaus liefern Orangen Vitamin B_1, Folate, Vitamin A (in Form von Betacarotinen), Kalium und Kalzium.

Oregano

Oregano entfaltet eine 42-mal höhere antioxidative Aktivität als Äpfel. Er gehört zu den Nahrungsmitteln mit der höchsten Dichte an Antioxidantien. Darüber hinaus wirkt Oregano stark antibakteriell, da seine ätherischen Öle das Bakterienwachstum hemmen. Das gilt auch für ausgesprochen schädliche Lebensmittelbakterien. Oregano schenkt uns zudem Eisen, Mangan und Ballaststoffe sowie Kalzium, Vitamin C und A sowie zahlreiche Omega-3-Fettsäuren. Vitamin A und C gehören ebenfalls zu den wirksamsten Antioxidantien. Diese verlangsamen den Alterungsprozess und schützen vor zahlreichen Krebsarten.

Pak Choi

Pak Choi unterstützt eine gute Verdauung. Er ist reich an Folaten, Vitamin A, C, B_6 sowie an Betacarotinen, Kalzium, Kalium und Ballaststoffen. Die enthaltenen Betacarotine reduzieren das Risiko, an grauem Star zu erkranken oder bestimmte Krebsformen zu entwickeln.

Papayas

Die Papaya enthält zahlreiche Vitalstoffe mit antioxidativer Wirkung wie Carotine, Vitamin C und Flavonoide. Darüber hinaus liefert sie dem Körper Vitamin B_6 und B_9, Kalium, Magnesium und Ballaststoffe. Diese Stoffe halten Herz und Kreislauf fit und schützen vor Darmkrebs. Das Papain, ein Enzym der Papaya, wird eingesetzt, um die mit Sport- und anderen Verletzungen verbundenen Schwellungen zu lindern. Das in der Papaya ebenfalls enthaltene Arginin fördert die männliche Fruchtbarkeit. Papayas sind eine gute Ballaststoffquelle, was wiederum zur Senkung des Cholesterinspiegels beiträgt.

Paprikaschoten

Gelbe Paprikaschoten stecken voller Vitamin C und A. Diese hochwirksamen Antioxidantien beugen Gerinnseln in den Blutgefäßen vor und reduzieren damit das Risiko für Herzinfarkte und Schlaganfälle. Gemüsepaprika enthält darüber hinaus Vitamin B_1 und B_6 sowie Folate und die sekundären Pflanzenstoffe Chlorogensäure, Zeaxanthin und Kumarinsäure.

Jalapeño-Schoten Der Jalapeño-Paprika gehört zu den Chilisorten und ist in Deutschland nur selten frisch zu finden. Seine Schoten liefern Vitamin C, Folate und Vitamin A. Der typische scharfe Geschmack der Schoten wird verursacht durch Capsaicin, das Krebszellen abzutöten vermag, ohne dabei gesunde Zellen zu schädigen. Studien zeigen, dass Chilischoten bei Migräne und Nebenhöhlen-Kopfschmerz schmerzlindernd wirken. Das Capsaicin der Jalapeños wirkt sekretionsfördernd, was bei Verschleimung von Brust, Nase und Rachen nützlich ist. Jalapeños haben antibakterielle Eigenschaften, die sich bei chronischen Nebenhöhlenentzündungen als wirksam herausgestellt haben. Dreißig Minuten vor dem Work-out verspeist, verdoppeln Chilischoten die Fettverbrennung nahezu.

Rote Paprikaschoten Gemüsepaprika enthält zahlreiche sekundäre Pflanzenstoffe, die außerordentliche antioxidative Eigenschaften besitzen. Sie neutralisieren freie Radikale, die das Erbgut unserer Zellen schädigen. Auf diese Weise beugen Paprikaschoten folgenden Symptomen vor: Cholesterinablagerungen in den Arterien, die zu Arteriosklerose und Herzinfarkt führen; Schäden an Nerven und Blutgefäßen, wie sie bei Diabetes die Regel sind; Linsentrübung bei grauem Star; Gelenkschmerzen bei Arthrose und Erkrankungen des rheumatischen Formenkreises; Verengung der Atemwege bei Asthma. Rote Paprikaschoten enthalten Lycopin, ein Carotinoid, das vor Prostatakrebs und Tumoren des Gebärmutterhalses, der Blase und Bauchspeicheldrüse schützt. Darüber hinaus findet sich in roten Paprikaschoten noch Lutein und Zeaxanthin, zwei außerordentlich wirksame Antioxidantien, die vor Makuladegeneration schützen, der Hauptursache für Blindheit bei älteren Menschen. Andere sekundäre Pflanzenstoffe der roten Paprikaschoten sind Chlorogensäure und Kumarinsäure. Studien haben gezeigt, dass rote Paprikaschoten einen höheren Gehalt an sekundären Pflanzenstoffen aufweisen als die anderen Sorten.

Petersilie

Petersilie enthält beträchtliche Mengen Vitamin A, C und E sowie Eisen, Mangan, Kalzium und Kalium. Vitamin C ist neben seiner bekannten antioxidativen Wirkung auch für die Eisenaufnahme des Körpers wichtig. Petersilie wurde traditionell zur Ausleitung von Nierensteinen eingesetzt. Und auch Rheumakranke wurden damit behandelt. Petersilie lindert Magenschmerzen und verbessert den Appetit. Ihre ätherischen Öle – vor allem das Myristicin – verhindern die Bildung von Tumoren. Da Petersilie einen hohen Gehalt an Vitamin A (für ein klares Hautbild) und Vitamin E (für mehr Elastizität) aufweist, wird sie auch für kosmetische Zwecke eingesetzt, z. B. in Gesichtswasser.

Pfirsiche

Pfirsiche schenken uns Vitamin A, C, B_1, B_2 und B_3 sowie Eisen, Kalzium, Kalium, Magnesium, Phosphor und Ballaststoffe. Sie sorgen für eine gesunde Haut und verleihen dem Teint eine lebhafte Farbe. Der Genuss von Pfirsichen vertreibt Würmer und andere Parasiten aus dem Darmtrakt. Zudem enthalten Pfirsiche viele Antioxidantien. Pfirsichblüten haben beruhigende Wirkung, weshalb sie für Menschen mit Schlafstörungen gut geeignet sind.

Pflaumen

Pflaumen sind eine ausgezeichnete Quelle für gesunde antioxidative Flavonoide wie Lutein, Cryptoxanthin und Zeaxanthin. Diese Stoffe wirken dem oxidativen Stress durch freie Radikale entgegen, die Alterungsprozesse beschleunigen und verschiedene Krankheiten auslösen. Außerdem enthalten Pflaumen noch viel Kalium, Ballaststoffe und Vitamin C. Die Flavonoide der Pflaume stärken darüber hinaus die Sehkraft.

Portulak

Portulak (*Portulaca oleacea*) enthält mehr Omega-3-Fettsäuren als so manches Fischöl. Wissenschaftliche Studien haben ergeben, dass der Verzehr von Omega-3-Fettsäuren das Risiko von Herz-Kreislauf-Erkrankungen senkt. Außerdem wird ihnen nachgesagt, dass sie vorbeugend wirken gegen ADHS (Aufmerksamkeitsdefizitstörungen), Autismus und andere Entwicklungsstörungen bei Kindern. Portulak enthält mehr Vitamin A als die meisten anderen grünen Blattgemüse (100 Gramm liefern 44 Prozent der empfohlenen Tagesmenge.). Vitamin A ist ein hochwirksames natürliches Antioxidans, das unser Sehvermögen stärkt, unsere Schleimhäute schützt und die Haut gesund hält. Der Verzehr von Vitamin-A-haltigen Lebensmitteln schützt vor Tumoren der Lunge und der Mundhöhle. Portulak enthält außerdem viel Vitamin C, einige B-Vitamine (B_2, B_3, B_6) und Carotinoide, dazu noch Mineralstoffe wie Eisen, Magnesium, Kalzium, Kalium und Mangan.

Rosmarin

Rosmarin fördert die Blutzirkulation und wirkt sich daher u. a. positiv aus bei Alzheimer, Ekzemen, Rheuma und Pilzinfektionen. Er enthält Vitamin A, C und andere Vitamine sowie zahlreiche Mineralstoffe, was ihm eine antioxidative, antiseptische, krampflösende und fungizide Wirkung verleiht. Rosmarin regt das Immunsystem an und stärkt die Verdauung. Zudem enthält er entzündungshemmende Wirkstoffe, die Asthmaanfälle lindern können. Rosmarin regt den Blutfluss zum Gehirn an und steigert so die Konzentration.

Rote-Bete-Grün

Rote-Bete-Grün ist eine ausgezeichnete Vitamin-K-Quelle. Es fördert die Blutgerinnung und hat sich bei den Symptomen vorzeitiger Alterung wie Alzheimer oder Osteoporose als wirksam erwiesen. Darüber hinaus stärkt Vitamin K wie Kalzium unsere Knochen. Es kann auch die klassische Morgenübelkeit bei Schwangeren lindern und zur Regulierung von Menstruationsblutungen beitragen.

Vitamin A ist ebenso in Rote-Bete-Grün enthalten. Dieses Vitamin unterstützt unseren Körper in vielfacher Hinsicht und vor allem unser Sehvermögen. Aber es stärkt auch das Immunsystem, da es die Bildung von Antikörpern und weißen Blutkörperchen, der Körperschutzpolizei bei Infektionen, fördert. Wissenschaftliche Untersuchungen belegen, dass Vitamin A auch bei der Krebsvorbeugung eine Rolle spielt. Wenn Sie regelmäßig vitamin-A-reiche Pflanzen wie Rote-Bete-Grün zu sich nehmen, haben Sie ein geringeres Risiko, an Krebs zu erkranken, als wenn Sie Vitamin A aus tierischen Quellen beziehen. Vitamin A unterstützt darüber hinaus in der Schwangerschaft die Entwicklung des Embryos. Betacarotin, aus dem der Körper Vitamin A aufbaut, ist ein wichtiges Antioxidans, das vorzeitiger Alterung und anderen negativen Auswirkungen freier Radikale auf den Körper entgegenwirkt.

Rucola

Rucola gehört wie Blumenkohl, Weiß- bzw. Rotkohl und Brokkoli zu den Kreuzblütengewächsen. Er ist eine gute Quelle für Kalzium, Eisen, Mangan, Kupfer, Kalium, Folsäure und die Vitamine A, C und K. Was Rucola so wertvoll macht, sind seine phytochemischen Bestandteile. So trägt regelmäßiger Verzehr von Rucolablättern dazu bei, die Entstehung von Krebs zu verhindern. Einige seiner sekundären Pflanzenstoffe wie die Glucosinolate und die Sulforaphane stimulieren die Produktion von Enzymen, die den Körper von Giftstoffen und krebserregenden Substanzen befreien. Vitamin A ist ein starkes Antioxidans. Carotine schützen unsere Haut vor Schäden durch Sonneneinstrahlung, sie bewahren uns vor Herzkrankheiten und Krebs. Auch die anderen im Rucola enthaltenen Antioxidantien unterstützen die optimale Funktion unserer Zellen.

Rucola ist reich an Chlorophyll, welches das Blut reinigt und uns mit Energie auflädt, weil es sämtliche Körperzellen reichlich mit Sauerstoff versorgt. Der Sauerstoff wiederum reduziert schädliche Viren und Bakterien. Chlorophyll trägt zudem zur Gesundheit unserer Haut bei und wirkt gegen karzinogene Substanzen.

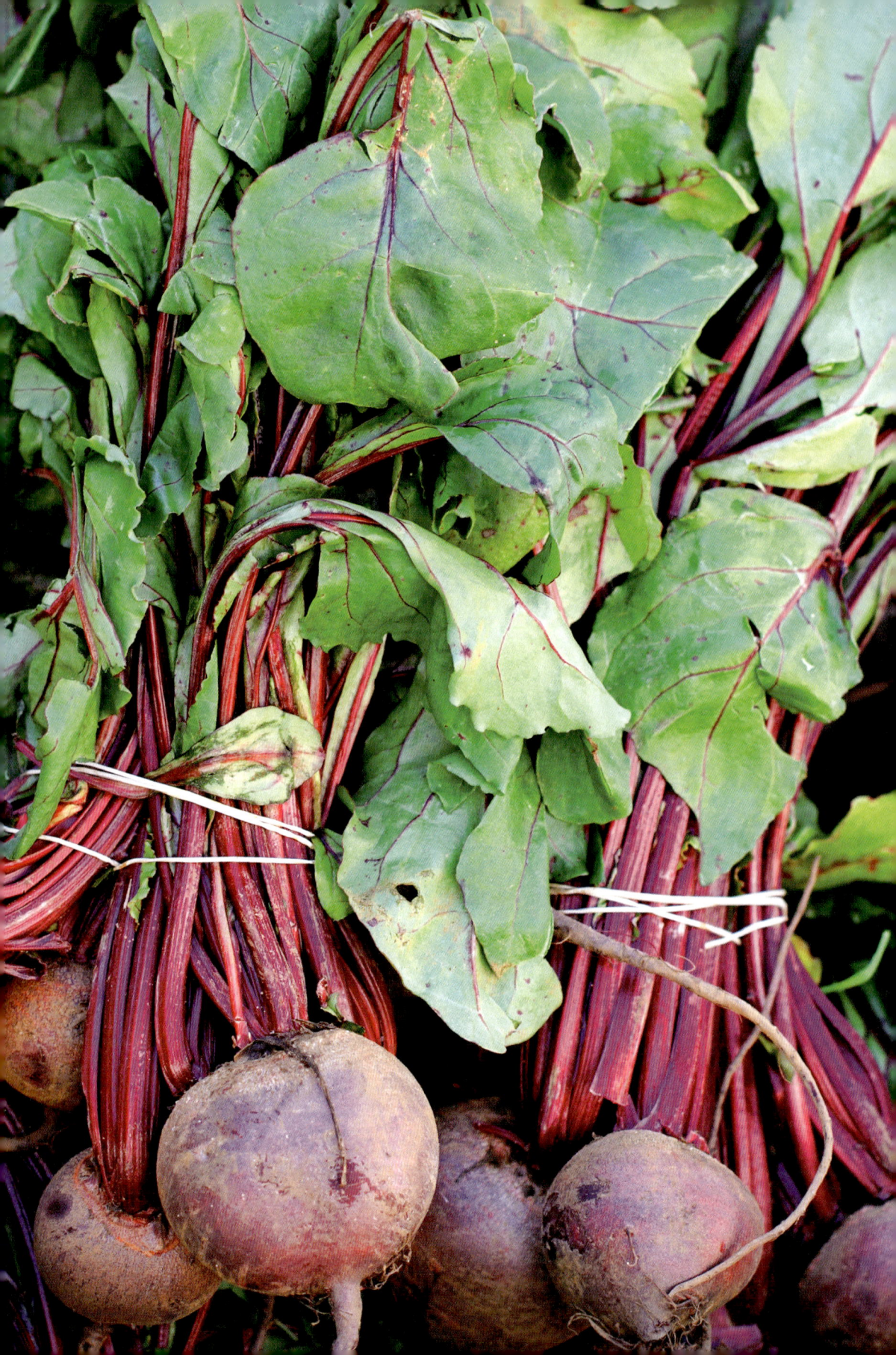

Rübengrün

Das Grün der feinen Teltower Rübchen (oder der Speiserübenart Brassica rapa) liefert uns die Vitamine K, A, C, E, B_1, B_2, B_3, B_5, B_6, Folate sowie Mangan, Chrom, Kalium, Molybdän, Proteine, Tryptophan, Kupfer und Eisen. Da ist es nicht überraschend, dass das Grün der Rüben bei dieser Vitalstoffdichte als ideales Mittel gegen Krebs, Diabetes und zahlreiche Entzündungsformen gilt. Der regelmäßige Verzehr der grünen Blätter unterstützt die Verdauung und stärkt unsere Herzgesundheit.

Salatgurken

Salatgurken enthalten Vitamin C und Kaffeesäure, die Hautreizungen und Schwellungen mindern. Die feste Schale der Salatgurke ist reich an Ballast- und Mineralstoffen wie Silicium, Kalium und Magnesium. Salatgurken sind eine wunderbare Kaliumquelle. Dieser wichtige intrazelluläre Elektrolyt kann Blutdruck und Herzfrequenz senken, weil er als Gegenspieler von Natrium fungiert. Salatgurken enthalten eine einzigartige Mischung von Antioxidantien, die unseren Körper vor freien Radikalen und damit vor vorzeitiger Alterung schützen. Durch ihren hohen Wassergehalt entfaltet die Salatgurke eine mild entwässernde Wirkung. Dadurch senkt sie den Blutdruck und hilft uns beim Abnehmen. Ihr hoher Gehalt an Vitamin K trägt zur Erhaltung der Knochensubstanz bei. Darüber hinaus wirkt Vitamin K Nervenschädigungen im Gehirn entgegen und wird zur Behandlung von Alzheimer eingesetzt.

Salbei

Salbei hat einen angenehmen Duft und wird daher häufig für die Herstellung von Seifen, Badezusätzen und Kosmetika verwendet. Er enthält eine beträchtliche Menge an Vitamin A, C und K. Salbeiblätter sind aber auch eine gute Quelle für Mineralstoffe wie Kalium, Zink, Kalzium, Eisen, Mangan, Kupfer und Magnesium. Kalium hilft, eine überhöhte Herzfrequenz zu normalisieren und senkt den Blutdruck. Medizinisch wird Salbei bei Verdauungsproblemen ebenso eingesetzt wie bei mentalen Problemen, z. B. bei Alzheimer und depressiven Verstimmungen.

Rote-Bete-Grün wirkt vorzeitiger Alterung und anderen negativen Effekten freier Radikale im Körper entgegen.

Sauerampfer

Sauerampfer und andere Ampferarten sind Wildpflanzen, die man statt Grünkohl, Spinat oder Blattsalaten in den Smoothie geben kann. Würde man Ihnen ein Bild von dieser Wildpflanze zeigen, so würden Sie vermutlich sofort entgegnen, dass Sie diese Pflanze schon einmal gesehen haben – auf einer Wiese, am Wegrand, im Park …

Sauerampfer ist reich an Vitamin C und A. Er enthält Proteine, Magnesium, Kalzium, Phosphor, Kalium, Mangan, Eisen und Selen. Da Ampferarten nährstoffreiche Böden lieben, weisen sie meist einen hohen Magnesiumgehalt auf, was sie zu einem idealen Nahrungsmittel für Diabetiker macht. Aber auch für Menschen, die unter Fibromyalgie, Migräne, Beinkrämpfen und anderen Magnesiummangelzuständen leiden, ist Sauerampfer ein gesunder Helfer aus der Natur. Da alle Ampferarten auch Oxalsäure enthalten, sollte das Kraut trotzdem nur in Maßen verzehrt werden. Sauerampfer hilft bei der Ausleitung von Schwermetallen. Aufgrund seines hohen Vitalstoffgehalts wurde er traditionell eingesetzt bei Hepatitis, Leberproblemen, Verstopfung, Hautkrankheiten, Rheuma, Ausschlag sowie Insektenbissen und -stichen.

Sauerkraut

Sauerkraut wirkt sich positiv auf unsere Gesundheit aus. Es versorgt uns mit Ballaststoffen sowie einer ordentlichen Portion Vitamin C und K. Das fermentierte Kraut fördert die Verdauung, weil es lebende Bakterien enthält, die den Aufbau einer gesunden Darmflora unterstützen. Diese wiederum stärkt das Immunsystem und fördert die Vitamin-B-Synthese.

Schachtelhalm (Zinnkraut)

Der Acker-Schachtelhalm ist eine essbare Wildpflanze, die reichlich Kieselsäure, aber auch das Alkaloid Equisetin sowie Phytosterole, Beta-Sitosterol, Apfelsäure, Vitamin C, Kalium, natürliche Salze und ätherische Öle enthält. Die aktiven Bestandteile des Schachtelhalms wirken antimikrobiell und entzündungshemmend. Sie schützen uns vor dem Verlust unseres Sehvermögens und regen den Blutfluss an. Schachtelhalm wurde traditionell zur Behandlung von Übersäuerung, Blasenproblemen, Schuppen, Zahnfleischbluten und Beschwerden des Magen-Darm-Trakts eingesetzt.

Senfkohl

Senfkohl umfasst mehrere Sorten, u. a. Pak Choi (siehe Seite 80) und Tatsoi (siehe Seite 92). Die Kreuzblütler gehören zu derselben botanischen Familie und weisen daher ähnliche Eigenschaften auf. Sie sind eine ausgezeichnete Quelle für die Vitamine B_1, B_2, B_6, C und E. Darüber hinaus enthalten sie Folate, Kalzium, Betacarotin, Mangan, Kupfer, Phosphor, Magnesium, Kalium und Eisen sowie Ballaststoffe und Proteine. Vor allem für Frauen in der Menopause sind Senfkohlsorten sehr hilfreich, da sie vor Brustkrebs und Herzkrankheiten schützen. Ihr hoher Nährstoffgehalt stärkt außerdem die Knochen, was in den Wechseljahren ein zusätzliches Plus darstellt. Die Blätter von Senfkohlarten gelten als harntreibend.

Spinat

Spinat ist außerordentlich reich an den Antioxidantien Vitamin A, C, E und Lutein. Darüber hinaus enthält er Vitamin B_2, B_3, B_6, K, Folate und Betaine, Proteine, Eisen, Magnesium, Mangan, Kalzium, Kalium, Kupfer, Phosphor, Zink und Selen sowie Omega-3-Fettsäuren. Cholin und Inositol im Spinat schützen unsere Arterien.

Vor allem für Diabetiker ist Spinat ein äußerst gesundes Gemüse, da er den Blutzuckerspiegel stabilisiert. Flavonoide und Carotinoide sind starke Antioxidantien, die krebsvorbeugend wirken. Wegen seines unglaublichen Vitalstoffgehalts gilt Spinat als *das* Anti-Aging-Gemüse schlechthin. Sein hoher Vitamin-K-Gehalt fördert die Blutgerinnung bei Verletzungen.

Sprossen

Sprossen stecken voller aktiver Antioxidantien, die unsere DNS schützen und vorzeitige Alterungsprozesse unterbinden können. Alle Sprossen enthalten zahlreiche pflanzliche Östrogene, die für eine gesunde Knochendichte sorgen und so Osteoporose vorbeugen. Außerdem beeinflussen sie Hitzewallungen und andere Wechseljahressymptome, prämenstruelles Syndrom (PMS) und fibrozystische Brusttumore positiv.

Alfalfasprossen enthalten Canavanin, eine Aminosäure, die bei Tumoren der Bauchspeicheldrüse, des Dickdarms und bei Leukämie eine positive Wirkung entfaltet. Der regelmäßige Konsum von Alfalfasprossen schützt uns vor Arteriosklerose und Herzerkrankungen. Sie sind reich an Saponinen, die das „schädliche" LDL senken und das

„gute" HDL ansteigen lassen. Darüber hinaus stärken Saponine das Immunsystem, da sie die Aktivität von Killerzellen wie T-Lymphozyten und Interferonen fördern. Der Saponingehalt von Alfalfasprossen ist 450-mal höher als in den ungekeimten Samen.

Brokkolisprossen Zahlreiche Forschungsarbeiten belegen, dass Brokkolisprossen 20- bis 50-mal mehr Antioxidantien als Brokkoligemüse enthalten und dementsprechend besser vor Krebs schützen.

Buchweizensprossen sind reich an Eisen, unterstützen also die Blutbildung. Aufgrund ihres hohen Bor- und Kalziumgehalts beugen sie der Entwicklung von Osteoporose vor. Buchweizensprossen enthalten zahlreiche Flavonoide und Coenzym Q10, darüber hinaus B-Vitamine, Tryptophan, Magnesium, Mangan und Selen sowie viele andere Vitalstoffe. Buchweizensprossen unterstützen den Körper darin, die Muskulatur der Blutgefäße zu entspannen, und verbessern so den Blutfluss, was besonders für Menschen mit verhärteten Arterien und Krampfadern interessant ist. Verantwortlich für diesen Effekt ist u. a. der hohe Rutin- und Magnesiumgehalt von Buchweizensprossen. Rutin stärkt die Kapillarwände und Magnesium kann das Diabetesrisiko verringern. Der hohe Lignangehalt von Buchweizensprossen schützt uns vor Herzkrankheiten und verschiedenen Tumorformen.

Sonnenblumensprossen liefern dem Körper ein pflanzliches Protein, das zur Regeneration von beanspruchtem Muskelgewebe beiträgt. Grüne Sonnenblumensprossen sind eine ausgezeichnete Quelle für Vitamin C, E, A, D und E sowie für Folate. Diese sind vor allem für Schwangere wichtig, da sie die gesunde Entwicklung des Embryos fördern. Darüber hinaus enthalten Sonnenblumensprossen Kalzium, Kupfer, Eisen, Phosphor, Magnesium, Selen und Kalium. Das Vitamin D der Sonnenblumensprossen trägt zu einer gesunden Knochenbildung bei und stärkt die Muskeln. Zudem hilft es bei der Regulierung des Blutdrucks. Sonnenblumensprossen sind eine gute Lecithinquelle. Dieses Phospholipid hilft beim Fetttransport im Körper, steigert aber auch die Hirnleistung.

Wildkräuter sind heimische Superfoods für Ihren grünen Smoothie. Sie sind unserem Kulturgemüse in puncto Vitalstoffe im Schnitt um das bis zu 23-Fache überlegen, deshalb bitte maßvoll verwenden!

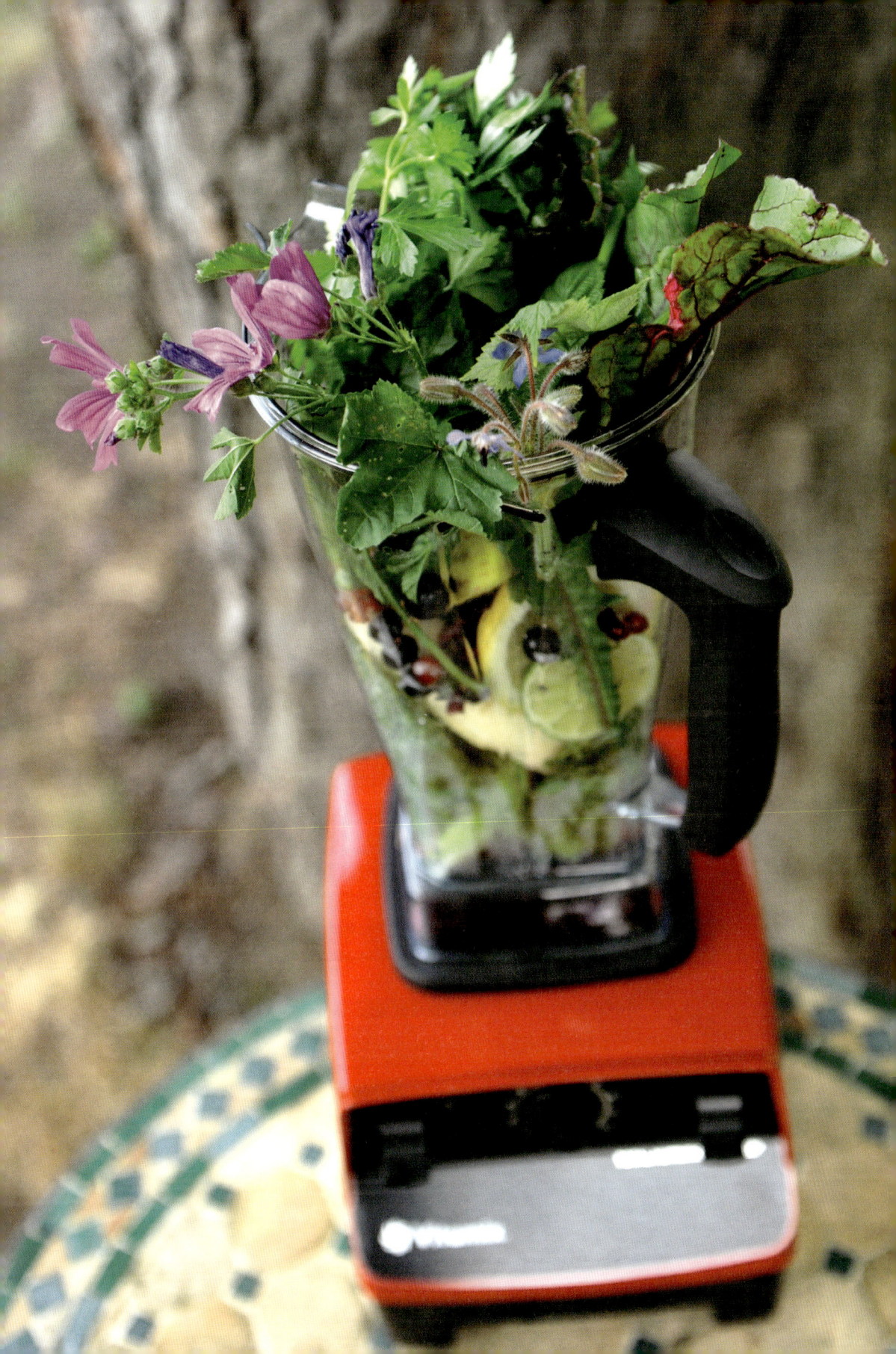

Staudensellerie

Staudensellerie enthält Vitamin C und verschiedene andere Vitalstoffe, u. a. krebsvorbeugende Cumarine und Phthalide. Beide Stoffe senken die Cholesterinwerte und lösen Muskelverspannungen in den Arterien. Die Gefäße können sich erweitern und das Blut kann wieder mit niedrigerem Druck durch die Adern fließen. Staudensellerie ist zudem eine ausgezeichnete Kaliumquelle und versorgt uns mit Kalzium und Magnesium. Die verstärkte Aufnahme dieser Mineralstoffe können ebenso zur Blutdrucksenkung beitragen.

Sternfrüchte[31]

Die Sternfrucht ist reich an Vitamin A und C sowie eine gute Quelle für Kalium, Phosphor, Eisen und Kalzium sowie Ballaststoffe, Aminosäuren und viele Antioxidantien. Daher unterstützt sie die Haut- und Nervenfunktion, gesunden Knochenwuchs, die Verdauung und den Sauerstofftransport im Blut. Sternfrucht beugt Krebs vor, kann aber auch unterstützend sein bei der körpereigenen Hormonre gulierung, besonders durch die Schilddrüsenhormone. Sie wirkt zudem appetithemmend und schlaffördernd, was sie für Familien mit kleinen Kindern interessant macht. Auch als Hausmittel gegen Fieber, Kopfschmerzen und Kater ist die Sternfrucht beliebt.

Süßkartoffelblätter

Süßkartoffelblätter sind essbar, hierzulande allerdings schwer zu bekommen. Für alle, die ihre Süßkartoffeln selbst ziehen: Die Blätter sind reich an Ballaststoffen, Betacarotinen, Lutein, Vitamin K und Folaten. Darüber hinaus enthalten sie Kalium, Phosphor, Magnesium, Natrium, Mangan, Zink und Kupfer. Diese Vitalstoffe halten Entzündungen in Schach und wirken sich bei folgenden Erkrankungen positiv aus: Diabetes, Herzerkrankungen, Bluthochdruck und verschiedenen Krebsformen. Die in den Süßkartoffeln enthaltenen Vitamine C und E schützen den Körper vor freien Radikalen und stärken das Immunsystem.

Staudensellerie ist ein wahrer Allrounder: Er wirkt krebshemmend, senkt den Cholesterinspiegel, löst Muskelverspannungen, senkt den Blutdruck u. v. m.

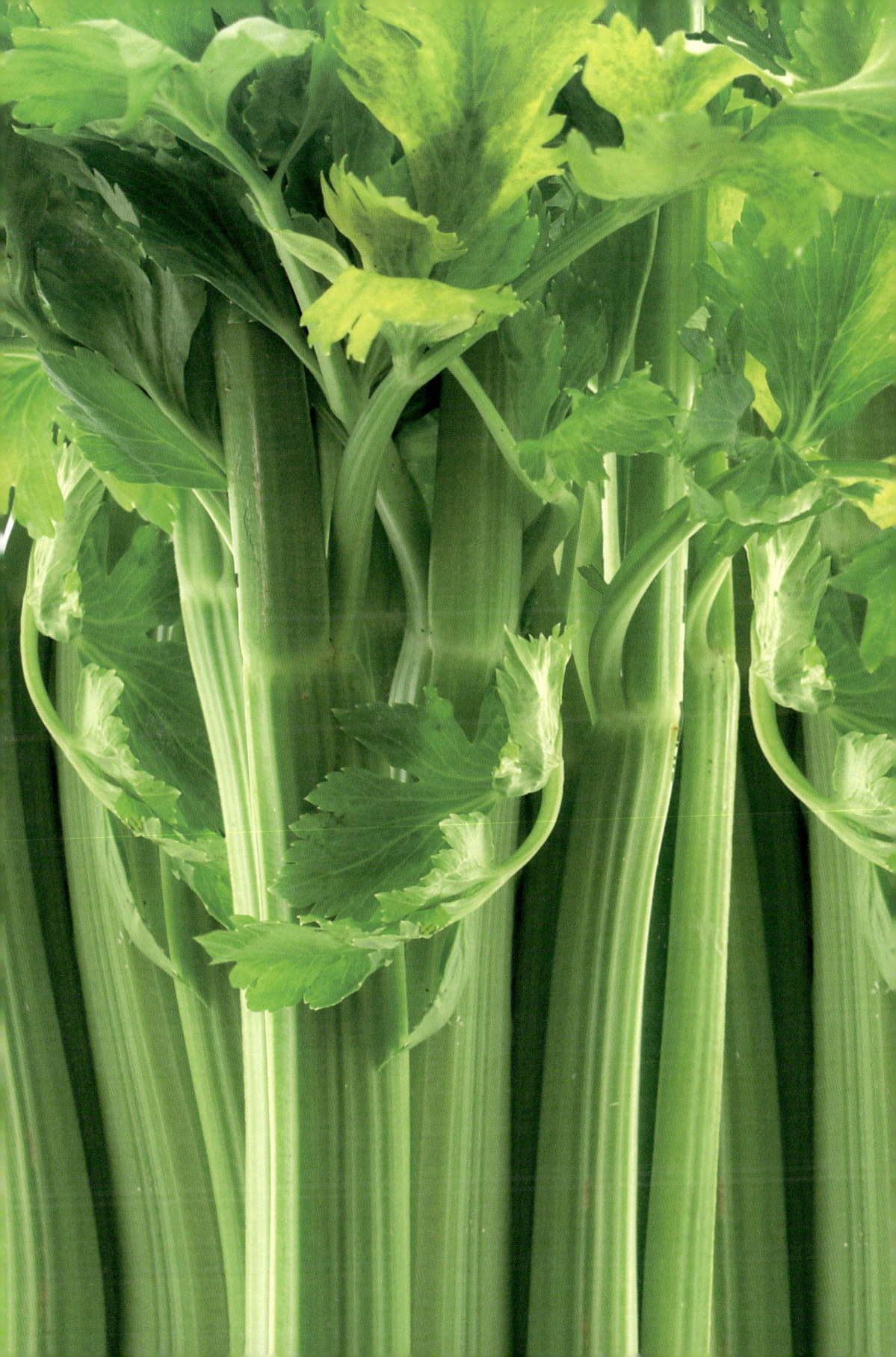

Tatsoi

Diese senfölhaltige Pak-Choi-Sorte (Seite 80, sowie unter „Senfkohl", Seite 87) hat einen weichen Biss und einen intensiven Geschmack. Die kleinen grünen Blätter stecken voller Kalzium. Eine Tasse frisch gehackter Tatsoiblätter deckt fast ein Drittel des täglichen Kalziumbedarfs. Tatsoisalat enthält darüber hinaus viel Vitamin A, C und K sowie Kalium, Phosphor und Eisen. Dadurch stärkt er Leber, Blut und Knochen.

Tomatillos

Die Tomatillo ist eine Unterart der Blasenkirschen (*Physalis*). Sie enthält Proteine, Vitamin A, C und K sowie Eisen, Lycopin, Kalium, Flavonoide und Folate. Darüber hinaus schützt die Tomatillo uns vor Krebs. Für alle, die auch beim Smoothie-Trinken auf ihren Blutzuckerspiegel achten müssen, ist die Tomatillo eine geeignete Frucht, da sie nur wenig Zucker enthält.

Tomaten

Bekanntermaßen enthalten Tomaten viel Lycopin, ein Carotinoid, das als Antioxidans der Bildung von Tumoren vorbeugt und den Körper zudem vor vielen anderen Krankheiten schützt.[32] Lycopin kann der Körper nicht selbst herstellen, wir müssen es also mit der Nahrung aufnehmen. Tomaten schenken uns darüber hinaus noch Vitamin C und A sowie die Vitamin-A-Vorstufe Betacarotin. Diese Antioxidantien neutralisieren freie Radikale im Körper, die unsere Zellen und Zellmembranen schädigen und Entzündungen auslösen können, die zahlreiche Krankheiten wie Arteriosklerose, Diabetes, Asthma und Dickdarmkrebs nach sich ziehen. Eine hohe Aufnahme von Antioxidantien wirkt sich bei all diesen Störungen der gesunden Körperfunktion positiv aus.

Tomaten werden traditionell zur Blutreinigung eingesetzt. Ihre entzündungshemmenden Wirkstoffe verbessern die Haut und den Teint. Zudem enthalten Tomaten Kalium, die Vitamine B_3 und B_6 sowie Folate. Vitamin B_3 (Niacin) wird seit Jahren als natürlicher Cholesterinsenker eingesetzt. Eine kaliumreiche Ernährung kann den Blutdruck senken und damit das Risiko, eine Herz-Kreislauf-Erkrankung zu entwickeln, vermindern. Vitamin B_6 und die Folate helfen dem Körper, das potenziell gefährliche Homocystein abzubauen. Ein hoher Homocysteinspiegel schädigt die Gefäßwände und erhöht daher das Risiko, einen Herzinfarkt bzw. Schlaganfall zu erleiden. All diese Vitalstoffe machen aus der Tomate ein herzgesundes Nahrungsmittel.

Vanilleschoten

Vanilleschoten bestehen aus einfachen und komplexen Zuckern, ätherischen Ölen, Vitaminen und Mineralstoffen. Sie enthalten Vitamine des B-Komplexes in Spuren, z. B. B_1, B_2, B_3, B_5 und B_6. Diese unterstützen die Enzymproduktion, das Nervensystem und den Stoffwechsel. Zudem enthalten Vanilleschoten Mineralstoffe wie Kalzium, Magnesium, Kalium, Mangan, Eisen und Zink.

Wasser

Der Körper eines Erwachsenen besteht zu 70 Prozent aus Wasser. Daher müssen wir ihm auch ständig Flüssigkeit zuführen, damit er seine physiologischen Funktionen aufrechterhalten kann. Damit verhindern wir nicht nur unnötige Schäden an unseren Zellen, sondern sorgen auch dafür, dass unsere Haut glatt und geschmeidig bleibt. Wasser lindert Halsentzündungen, hilft beim Abnehmen und spült Zuckerreste aus den Zahnzwischenräumen. Die ausreichende Versorgung des Körpers mit Wasser ist besonders bei Fieber, bei starkem Schwitzen, bei Magen-Darm-Erkrankungen, im Alter und auch bei sommerlicher Hitze lebenswichtig.

Wassermelonen

Die Wassermelone enthält hochwirksame Antioxidantien wie Vitamin A und C, aber auch die Vitamine B_1 und B_6, Kalium, Magnesium und andere Mineralstoffe. Daher gehört sie zu den Nahrungsmitteln mit basischer Wirkung. Ihr hoher Wassergehalt unterstützt die Flüssigkeitsaufnahme des Körpers. Das macht die Wassermelone besonders nach einem anstrengenden Work-out zu einem gesunden Leckerbissen. Sie enthält viele Elektrolyte wie Natrium und Kalium, die der Körper beim Schwitzen verliert. Die Wassermelone wirkt darüber hinaus kühlend. Sie enthält außerordentlich viel Citrullin, eine Aminosäure, aus der der Körper wiederum eine andere Aminosäure herstellt, nämlich Arginin, das die Ausleitung von Harnstoffen verstärkt. Wassermelonen sind fettfrei, kurbeln aber dennoch die Energieproduktion des Körpers an. Darüber hinaus schützen Wassermelonen vor der Makuladegeneration, einer besonders bei älteren Menschen gefürchteten Augenkrankheit.

Wegerich

Der Wegerich ist eine weit verbreitete Wildpflanze, die in Gärten und Parks sowie auf Wiesen wächst. Sein botanischer Name ist *Plantago major*, Breitwegerich. Die Blätter des Breitwegerichs enthalten Kalzium und andere Mineralstoffe. 100 Gramm Breitwegerich enthalten so viel Vitamin A wie eine große Karotte.Der Breitwegerich ist reich an Tannin, das Blutungen stoppen kann, weil es zusammenziehend auf das Gewebe wirkt. Darüber hinaus enthält die Pflanze Allantoin, das ebenfalls Hautzellen reparieren hilft. Studien zeigen, dass der Breitwegerich den Blutdruck senken kann.

Außerdem leistet der Breitwegerich beim Abnehmen gute Dienste, weil er den Appetit reguliert und die Flüssigkeitseinlagerung im Körper reduziert. Er weist eine starke antiseptische, entzündungshemmende, antivirale und fungizide Wirkung auf. Daher kann er Blutungen stillen, Juckreiz lindern und die Wundheilung beschleunigen. Das Auflegen frischer Blätter wirkt sofort bei oberflächlichen Verletzungen, Insektenbissen oder Kontakt mit hautreizenden Pflanzen. Auch bei Ekzemen, Schuppen, Sonnenbrand und Windelausschlag erweist er sich als hilfreich. Der Spitzwegerich (*Plantago lanceolata*) wird in Europa aufgrund seiner auswurffördernden Wirkung als Hausmittel bei Husten, Erkältung und Bronchitis eingesetzt.

In Salaten wirkt der Breitwegerich als Verdauungshilfe. Er hilft gegen träge Verdauung und Verstopfung ebenso wie gegen Durchfall. Darüber hinaus stärkt er die Gebärmutter und verlangsamt bzw. unterdrückt das Tumorwachstum. Er senkt LDL-Cholesterin und Triglyzeride bzw. lässt das „gesunde" HDL-Cholesterin ansteigen. Breitwegerich wirkt sich zudem positiv aus bei Epilepsie, Tuberkulose, Geschwüren des Verdauungstraktes und Dyspepsie. Auch für wohltuende Augenduschen leistet er gute Dienste.

Weinblätter

Weinblätter kennt wohl jeder, der schon einmal in einem griechischen Restaurant war. Weniger bekannt ist, dass besonders rote Weinblätter einen hohen Gehalt an Resveratrol aufweisen, das unsere Zellen als ausgesprochen wirksames Antioxidans vor Degeneration schützt. Resveratrol kann nachgewiesenermaßen die Entstehung von Brustkrebs und myeloischer Leukämie hemmen. Der amerikanische Kräuterkundler und Ernährungsspezialist Donald Yance[33] gibt an, dass rote Weinblätter zu den besten Quellen für Resveratrol zählen, ja dass sie sogar 100-mal mehr Resveratrol enthalten als Trauben. Resveratrol wirkt gegen Entzündungen, verleiht uns mehr Energie, senkt den Blutzucker und verlängert so das Leben.Weinblätter enthalten darüber hinaus viel

Vitamin A sowie die Vitamine C, E, K, B_3 und B_6. Auch Eisen, Kalzium, Kalium, Magnesium, Kupfer, Mangan und Phosphor stecken in den gesunden Blättern, neben Riboflavin, Folaten, Cholin und Ballaststoffen. Frische Weinblätter enthalten etwa 3 Prozent Fett, was für Blattgemüse viel ist. Der Großteil davon entfällt auf Omega-3-Fettsäuren.

Mit Weinblättern lassen sich Wasseransammlungen im Körper abbauen, was besonders für Menschen mit Venenproblemen sehr hilfreich ist. Studien konnten belegen, dass Patienten, die Weinblätterextrakt zu sich nehmen, einen verbesserten Blutfluss in den Mikrogefäßen aufweisen. Durch ihren hohen Quercetingehalt bewahren uns Weinblätter zudem vor Krampfadern, Besenreisern und geschwollenen Beinen. Weinblätter schützen aber auch vor Sonnenbrand und sonnenbedingter Hautalterung. Das Resveratrol aktiviert Anti-Aging-Gene, wodurch Weinblätter eine gedächtnisstärkende Wirkung haben. Ob sie darüber hinaus zur Vorbeugung von Alzheimer sinnvoll sind, wird derzeit wissenschaftlich untersucht. Traditionell wurden rote Weinblätter gegen Durchfall, Entzündungen, Hämorrhoiden, starke Menstruationsblutungen und zur Stillung von Gebärmutterblutungen eingesetzt.

Hinweis: Verwenden Sie möglichst nur frische und ungespritzte rote Weinblätter.[34]

Weintrauben

Weintrauben schenken uns Vitamin A, B_1, B_2, B_6 und C. Sie enthalten darüber hinaus Flavonoide, Phenolsäuren und Resveratrol, die zu den Polyphenolen gehören. Diese wirken als Antioxidantien und verringern so das Risiko für Herz-Kreislauf-Erkrankungen. Trauben versorgen den Körper mit Flüssigkeit, sodass die Lungen besser durchfeuchtet sind, was Asthmaanfälle verhindern hilft. Darüber hinaus unterstützen sie unser Immunsystem und können Akne sowie andere Hautprobleme lindern. Weintrauben reinigen Leber und Nieren und haben sich auch bei Nachtblindheit als hilfreich erwiesen.Haut und Samen roter Trauben enthalten einen erst kürzlich isolierten Stoff namens Procyanidin B_2, der östrogenabhängige Brusttumore schrumpfen lässt.

Weizengras

Weizengras gehört zu den Superfoods der Natur. Es enthält Vitamine, Mineralstoffe, Enzyme, Aminosäuren und reichlich Chlorophyll. Darüber hinaus ist es eine ausgezeichnete Quelle für Kalzium, Eisen, Magnesium, Phosphor, Kalium, Natrium, Schwefel, Kobalt und Zink.

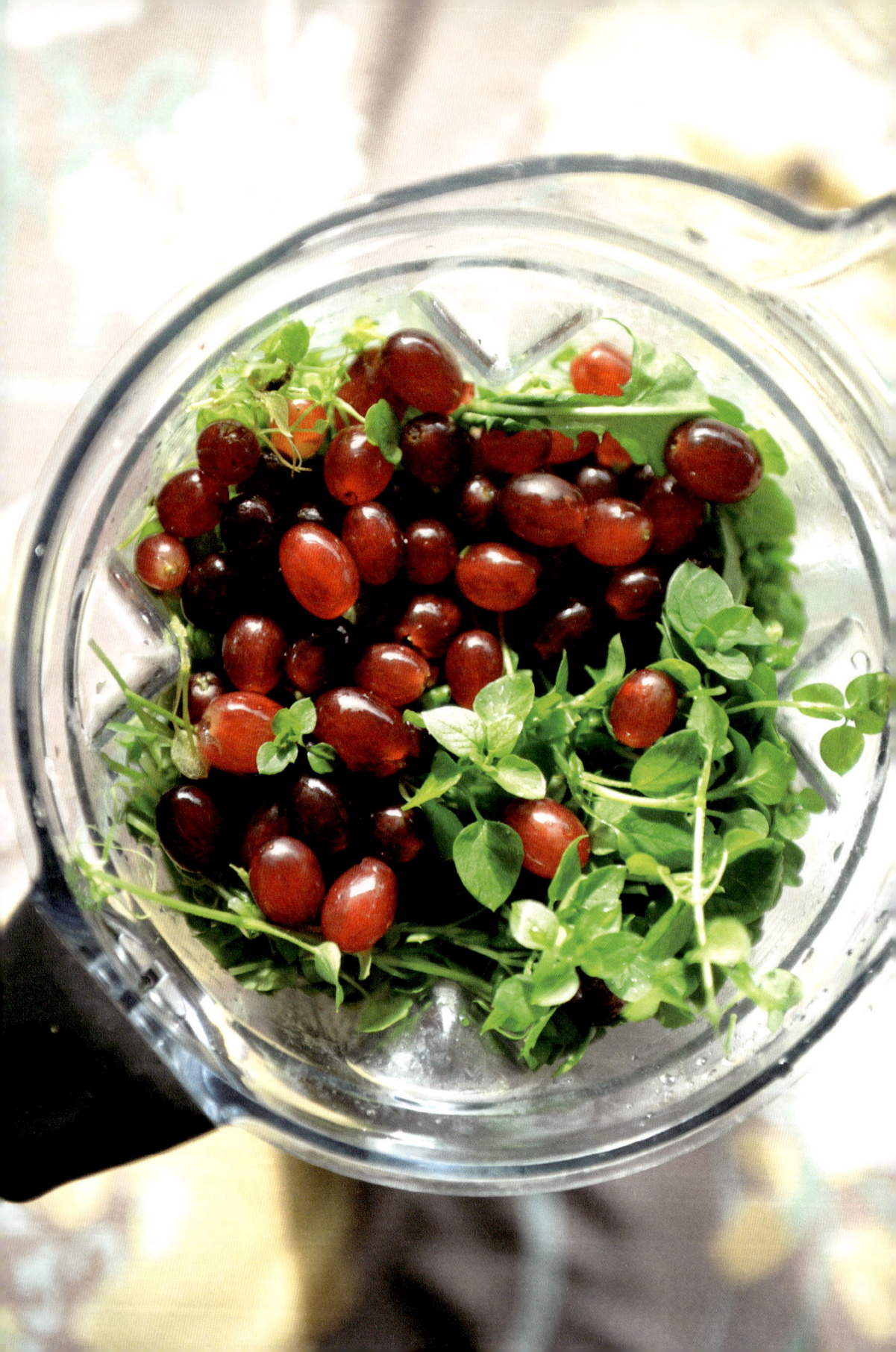

Weizengrassaft ist ein Kraftpaket voller heilsamer Nähr- und Wirkstoffe in konzentrierter und zudem leicht verwertbarer Form. Er enthält nahezu alle Vitamine und Mineralstoffe, die der Mensch zum Überleben braucht. Mit über dreißig Enzymen und einem Chlorophyllgehalt von fast 70 Prozent der gesamten Rohmasse ist Weizengrassaft eine vollwertige Mahlzeit (mit dem kompletten Spektrum essenzieller Aminosäuren). Er stärkt die Kapillaren und reduziert so hohen Blutdruck. Er fördert die Blutbildung, hilft gegen verschiedene Störungen des Blutbilds, stärkt das Immunsystem und lindert Entzündungen im Körper. Weizengrassaft ist reich an Stoffen, die freie Radikale unschädlich machen wie Vitamin A und C. Daher geht man davon aus, dass er die Entstehung von Krebs verhindern kann. Zudem verbessert er das Sehvermögen und die Verdauung. Er hilft bei Hautproblemen wie Ekzemen und Schuppenflechte. Aber auch als Deodorant und hautreinigendes Tonikum leistet er gute Dienste. Ja, er wirkt sogar gegen ergrauendes Haar. Weizengrassaft heilt Akne und kann selbst Aknenarben zum Verschwinden bringen, wenn er über einen längeren Zeitraum (etwa acht Monate lang) eingenommen wird.

Wildmalve (*Malva sylvestris*)

Die Malve (in Deutschland auch „Käsepappel" genannt) liefert uns Kalzium, Magnesium, Kalium, Eisen, Selen sowie die Vitamine A und C. Sie hat sich bei vielen körperlichen Beschwerden als hilfreich erwiesen, z. B. bei *Morbus Crohn*, Asthma, Magenschleimhautentzündung, Verdauungsproblemen und *Colitis ulcerosa*. Verwendet werden die Blätter sowie die Blüten.

Zimt

Zimt kann die Blutzuckerwerte und den LDL-Cholesterinspiegel senken, schützt vor Hefepilzinfektionen, hemmt die Blutgerinnung und stärkt das Gedächtnis sowie andere kognitive Funktionen.

Weintrauben senken das Risiko für Herz-Kreislauf-Erkrankungen, reinigen Leber und Nieren, unterstützen das Immunsystem und lindern Hautprobleme.

Zitronen

Zitronen stecken voller Vitamin C, einem der stärksten natürlichen Antioxidantien. Vitamin C neutralisiert auf seinem Weg durch den Körper alle freien Radikale, auf die es stößt. Freie Radikale schädigen gesunde Zellen. Sie lösen Entzündungen aus oder schmerzhafte Schwellungen. Darüber hinaus lindert Vitamin C die Symptome von Arthrose und Rheuma. Da Antioxidantien Zellschädigungen verhindern, können sie uns auch vor Krebs schützen. Vitamin C stärkt zudem unser Immunsystem. Die Aufgabe des Immunsystems ist es, Krankheiten abzuwehren, daher kann eine Extradosis Vitamin C nicht schaden, wenn wir mit Erkältung, Bronchitis oder Ohrenentzündung zu kämpfen haben. Wissenschaftliche Untersuchungen belegen, dass der tägliche Verzehr von Vitamin C mit einem geringeren Sterblichkeitsrisiko einhergeht – einschließlich der häufigsten Todesursachen wie Herzinfarkt, Schlaganfall und Krebs.

Zitronen enthalten darüber hinaus zahlreiche sekundäre Pflanzenstoffe wie etwa die Flavonoide Hesperitin und Naringenin. Naringenin schützt unsere Gesundheit, weil es als Antioxidans freie Radikale unschädlich macht, Entzündungen verhindert, das Immunsystem positiv beeinflusst und oxidative Schäden an der DNS verhindert. Zitronen sind aber auch reich an Mineralstoffen wie Eisen, Kupfer, Kalium und Kalzium. Kalium ist wichtig für den Elektrolythaushalt des Körpers und bewahrt uns daher vor hohem Blutdruck und Herzproblemen.[35]

Zucchini

Zucchini sind eine gute Quelle für Mangan und Vitamin C, außerdem liefern sie dem Körper Magnesium, Vitamin A, Ballaststoffe, Kalium, Folate, Kupfer, Vitamin B$_2$ und Phosphor. Viele dieser Vitalstoffe haben sich in wissenschaftlichen Untersuchungen als hilfreich gegen Arteriosklerose und durch Diabetes verursachte Herzkrankheiten erwiesen. Das Magnesium der Zucchini reduziert wirksam das Risiko, einen Herzinfarkt oder Schlaganfall zu erleiden. Zucchini sind darüber hinaus gut für Asthmatiker. Ein regelmäßiger Verzehr von Zucchini senkt den Homocysteinspiegel im Blut und schützt so unsere Gefäßwände bzw. verhindert die Bildung von Blutgerinnseln. Und selbst gegen *multiple Sklerose* scheint der regelmäßige Genuss von Zucchini vorbeugend zu wirken.

Zwetschgen

Zwetschgen sind eine gute Vitamin-A-Quelle. Sie enthalten viele Antioxidantien und schützen so unsere Zellwände vor Schäden durch oxidativen Stress. Sie enthalten zudem viel Kalium und verbessern die Eisenaufnahme im Körper. Dadurch fördern sie eine normale Blutzirkulation, verlangsamen den Alterungsprozess und helfen bei Blutarmut. Sie enthalten auch Sorbitol, das die Stuhlkonsistenz weicher macht. Daher werden Zwetschgen traditionell als Hausmittel gegen Verstopfung eingesetzt.

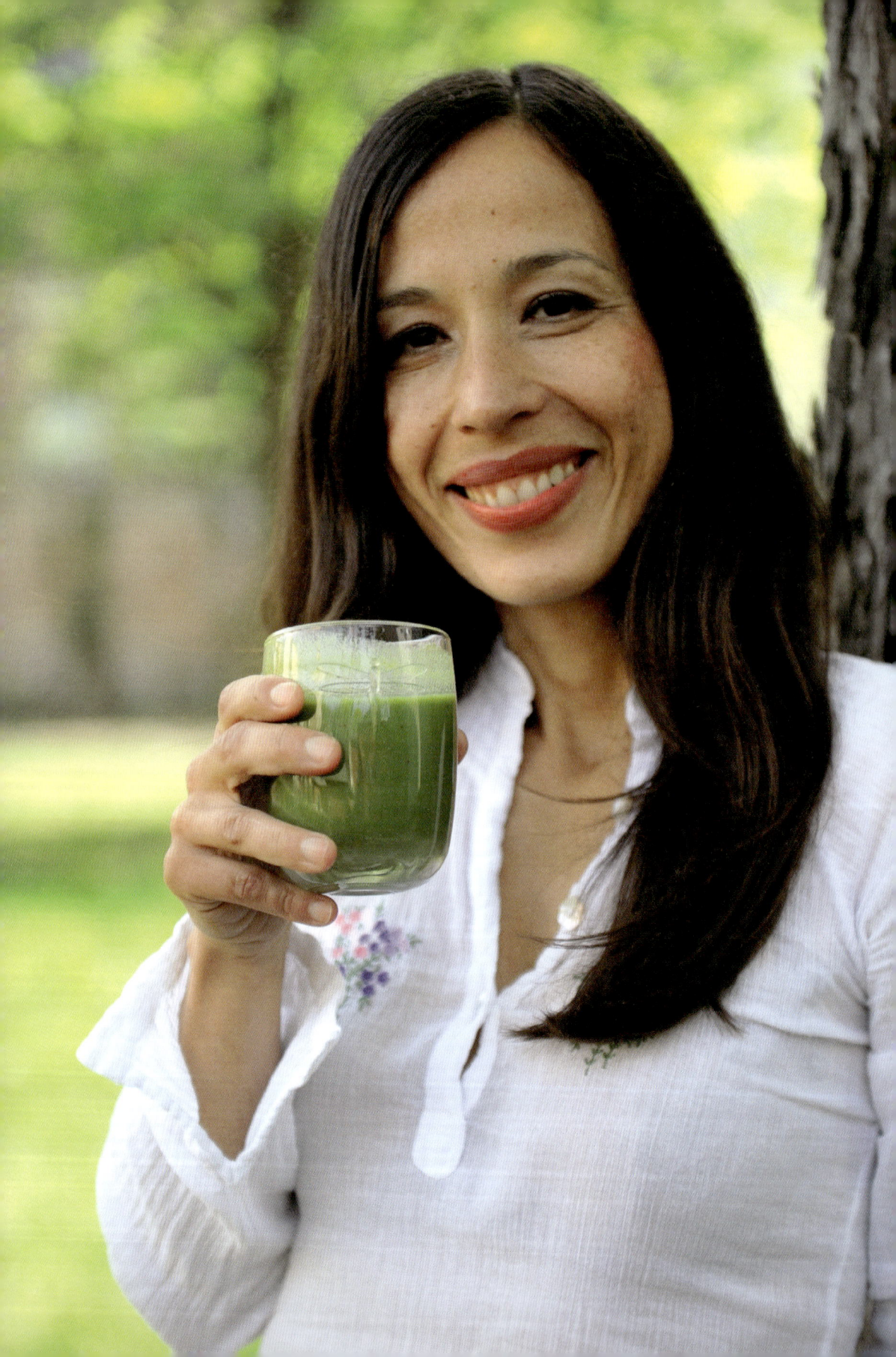

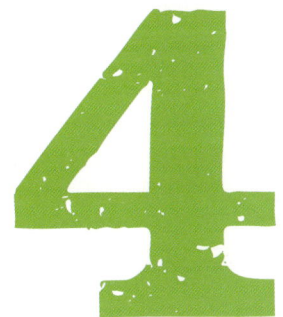

4

Rezepte für Ihre Gesundheit

Wissen ist ein Schatz. Weise aber ist, wer danach handelt.
— LAOTSE

Dass Pflanzen Heilkraft besitzen, weiß der Mensch schon seit Jahrtausenden. Für dieses Buch habe ich mich auf die Suche nach der heilsamen Wirkung verschiedener grüner Blattgemüse, Früchte und zahlreicher anderer Gemüsesorten gemacht, um Rezepte zusammenzustellen, die bei bestimmten gesundheitlichen Problemen helfen können. Die Heilkraft von Pflanzen ist in der Regel sanft, daher haben die meisten Pflanzen – in moderaten Mengen verzehrt – auch keine Nebenwirkungen. Natürlich kann ein grüner Smoothie nicht den Arzt ersetzen, aber er kann Ihren Heilungsprozess wirksam unterstützen. Außerdem bin ich davon überzeugt, dass Ihr Arzt nichts dagegen hat, wenn Sie regelmäßig frisches Obst und Gemüse zu sich nehmen. Die meisten Zutaten für die folgenden Rezepte finden Sie in Naturkostläden, Bio-Supermärkten, auf dem regionalen Bauernmarkt sowie im Reformhaus. Sie sind in der Regel problemlos erhältlich, sodass Sie nicht erst lange auf die Suche gehen müssen. Die in den Rezepten verwendeten Wildpflanzen bekommen Sie je nach Saison möglicherweise auf dem Bauernmarkt. Stattdessen können Sie Ihren Bedarf an frischen Wildkräutern auch durch Kultivieren im eigenen Garten decken – oder durch Sammeln von Brennnesseln oder Löwenzahn auf den Wiesen, an den Wegesrändern und in den Wäldern Ihrer näheren Umgebung. Bevor Sie Wildpflanzen verzehren, sollten Sie diese jedoch sicher bestimmen können!

Ich habe den Rezepten Namen gegeben, die auf ein gesundheitliches Problem verweisen. Das soll jedoch nicht heißen, dass Sie nur die Smoothies trinken dürfen, die dem Namen nach Ihrem aktuellen Gesundheitszustand entsprechen. Sie können jeden dieser Zaubertränke zu sich nehmen. Ihr Körper wird es Ihnen danken. Kirschen enthalten z. B. viel Melatonin, das den gesunden Schlaf-Wach-Rhythmus regulieren kann. Sie tun jedermann gut, vor allem aber Menschen, die unter Schlafstörungen leiden. Ähnliches gilt für junge Kokosnüsse. Eine aktuelle Studie belegt, dass uns eine kokosölreiche Ernährung vor Insulinresistenz schützt und somit vor Typ-2-Diabetes. Daher enthält jeder meiner Smoothies für Diabetiker Kokosöl. Aber natürlich ist solch ein Smoothie auch wohltuend, wenn Sie nicht unter Diabetes leiden. Einige Rezepte enthalten Produkte von Bienen. Diese Zutaten habe ich – aus Achtung vor vegan lebenden Menschen – mit dem Zusatz „wahlweise" gekennzeichnet.

Ich empfehle Ihnen, Ihre Reise in die Welt der grünen Smoothies mit einigen der Rezepte in diesem Buch zu beginnen, sich dann aber langsam davon zu lösen und Ihre eigenen Mischungen zu erfinden. So können Sie Smoothies kreieren, die ganz auf Ihre persönlichen Bedürfnisse ausgerichtet sind. Möglicherweise mögen Sie Ihren grünen

Drink ja etwas süßer oder vielleicht noch ein bisschen grüner. Der eine schätzt mehr Wasser und nippt lieber dünnflüssige Smoothies, der andere gibt nur wenig Wasser dazu und löffelt seinen Smoothie. Ihrer Fantasie sind dabei keine Grenzen gesetzt. Diese Freiheit macht die Zubereitung von Smoothies so spannend: Sie können Ihrem Körper mit Ihrer eigenen Kreation seinen ureigensten Zaubertrank verabreichen.

Bitte nehmen Sie für Ihre Smoothies nur *reife* Früchte. Und achten Sie auf kontrolliert biologischen Anbau, denn schließlich trinken Sie ja Smoothies, um etwas für Ihre Gesundheit zu tun. Dass die Zutaten für einen Smoothie gemixt werden, hat im Wesentlichen zwei Gründe: Die Vitalstoffe gehen schneller ins Blut und gelangen von dort aus besser in die Zellen, wo sie verarbeitet werden können. Das Mixen bricht die Struktur der Pflanze zu winzigen Partikeln auf, sodass der Körper die Inhaltsstoffe besser *aufnehmen* und *umwandeln* kann.

Der Großteil der hier vorgestellten Rezepte wird folgendermaßen zubereitet: Die frischen grünen Zutaten (in Bio-Qualität) sowie Obst und Gemüse sorgfältig waschen, trocken tupfen, ggf. „putzen", d. h. nicht verwendbare Teile entfernen, und in grobe Stücke schneiden. Alle Zutaten im Mixer pürieren und den Smoothie möglichst sofort genießen. Die meisten Rezepte ergeben etwa ½ Liter grünen Smoothie. Die Rezepte sind nach Themen alphabetisch geordnet. Ein Register der Rezepte finden Sie im Anhang, Seite 212 ff.

Genießen Sie Ihre grünen Smoothies!

Anmerkung des Herausgebers der deutschen Ausgabe:
Die Mengenangaben in den Rezepten erfolgen, wie in den USA üblich, in Tassen (*cups*) statt in Gramm und Millilitern. 1 Tasse fasst etwas weniger als 250 Milliliter. Die Glas-Behälter vieler Mixer haben eine Tassen-Skala, die das Ablesen der Mengenangaben leicht macht. In gut sortierten Haushaltsgeschäften und im Internet sind mittlerweile „Cup-Sets" erhältlich. Das sind Schälchen, in die genau 1 Tasse, ½ Tasse etc. passt.

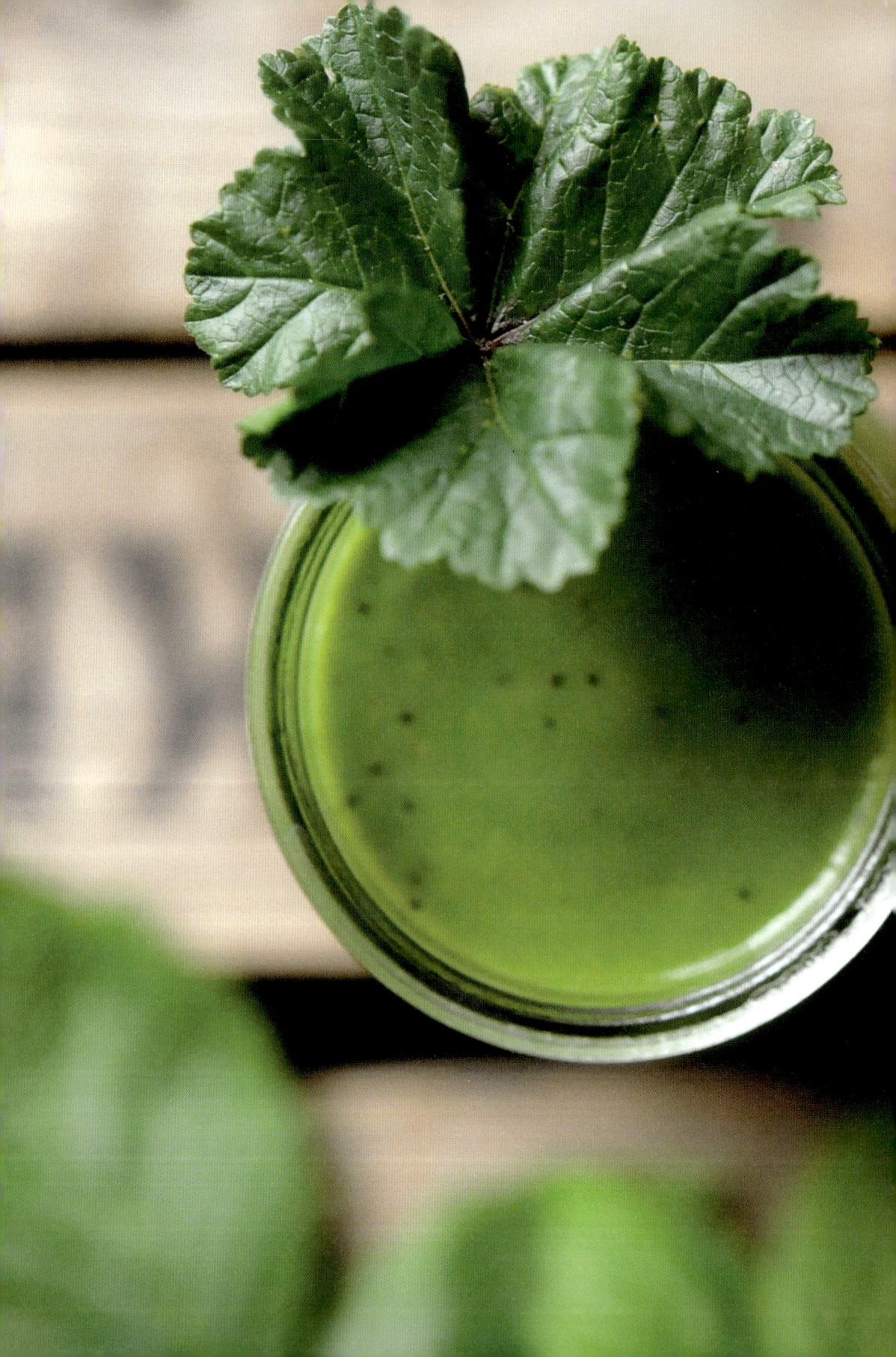

Grüne Smoothies für mehr Energie, Schönheit & Wohlbefinden

Anregende Sinnlichkeit

Sellerie-Feigen-Smoothie mit Basilikum

3 Stängel **Staudensellerie**
1 Tasse **Rucola**
2 Zweige frisches **Basilikum**
2 Tassen frische **Feigen**
1 **Banane**
½ Teelöffel geriebene **Muskatnuss**
3 Tassen **Wasser**

Ergibt etwa ½ Liter Smoothie

Gute Laune

Sellerie-Rucola-Smoothie mit Avocado

3 Stängel **Staudensellerie**
2 Tassen **Rucola**
1 **Banane**
½ **Avocado**, geschält und entkernt
1 Tasse **Granatapfelsaft**
1 Teelöffel **Zimt**
3 Tassen **Wasser**

Ergibt etwa ½ Liter Smoothie

Love, Sweet Love

Sauerampfer-Rucola-Smoothie mit Melone

1 Tasse **Sauerampfer**
2 Tassen **Rucola**
4 Tassen **Wassermelone**, mit Kernen, in Stücke geschnitten
1 **Banane**
Mark von 1 **Vanilleschote**
1 Tasse **Wasser**

Ergibt etwa ½ Liter Smoothie

Schluss mit antioxidativem Stress

Weizengras-Beeren-Smoothie

1 Tasse **Weizengras**
2 Tassen **Brokkolisprossen**
2 Tassen **Heidelbeeren**, frisch oder tiefgefroren
2 Tassen **Erdbeeren**, frisch oder tiefgefroren
Saft von ½ **Zitrone**
½ Teelöffel **Kurkuma**
3 Tassen **Wasser**

Ergibt etwa ½ Liter Smoothie

Immerwährende Schönheit

Portulak-Heidelbeer-Smoothie mit Granatapfelsaft

2 Tassen **Portulakblätter**
1 Tasse roter **Eichblattsalat**
2 Tassen **Heidelbeeren**, frisch oder tiefgefroren
1 Tasse **Granatapfelsaft**
1 Teelöffel **Chiasamen**
2 Tassen **Wasser**

Ergibt etwa ½ Liter Smoothie

Atemwohl

Zitroniger Weizengras-Mango-Smoothie mit Apfel

2 Tassen **Weizengras**
2 **Äpfel**
2 **Mangos**, geschält und entkernt
Saft von 1 **Orange**
Saft von 1 **Zitrone**
1 Teelöffel **Zimt**
3 Tassen **Wasser**

Ergibt etwa ½ Liter Smoothie

Gegen schlechten Atem

Zitroniger Weizengras-Erdbeer-Smoothie mit Mango und Apfel

1 Tasse **Weizengras**
1 Tasse **Koriandergrün**
2 Tassen **Erdbeeren**, frisch oder tiefgefroren
1 **Apfel**
1 **Mango**, geschält und entkernt
Saft von 1 **Zitrone**
1 Teelöffel **Zimt**
3 Tassen **Wasser**

Ergibt etwa ½ Liter Smoothie

Grüner Kuss

Petersilien-Smoothie mit Früchten und Kombucha

2 Tassen **Petersilie**
2 **Äpfel**
2 **Mangos**, geschält und entkernt
Saft von 1 **Zitrone**
3 Tassen **Kombucha**

Ergibt etwa ½ Liter Smoothie

Augenwohl-Smoothie

Spinat-Papaya-Smoothie

3 Tassen **Spinat**
5 Tassen **Papaya**, geschält, entkernt und in Stücke geschnitten
Saft von 1 **Orange**
3 Tassen **Wasser**

Ergibt etwa ½ Liter Smoothie

Für Adleraugen

Rote-Bete-Grün-Erdbeer-Smoothie mit Weizengras und Mango

2 Tassen **Rote-Bete-Grün**
1 Tasse **Weizengras**
3 Tassen **Erdbeeren**, frisch oder tiefgefroren
1 **Mango**, geschält und entkernt
3 Tassen **Wasser**

Ergibt etwa ½ Liter Smoothie

Für strahlende Augen

Salat-Pflaumen-Smoothie mit Schachtelhalm

2 Tassen grüne **Salatblätter**
1 Tasse **Schachtelhalm**
8 **Pflaumen**, ohne Stein
3 Tassen **Wasser**

Ergibt etwa ½ Liter Smoothie

Gesunde Augen – ein Leben lang

Mangold-Pfirsich-Smoothie

3 Tassen **Mangold**, ohne Stiele
5 **Pfirsiche**, ohne Stein
Saft von 1 **Grapefruit**
3 Tassen **Wasser**

Ergibt etwa ½ Liter Smoothie

Grüne Kraft gegen Sehschwäche

Kürbisblätter-Portulak-Smoothie mit Erdbeeren und Pflaumen

2 Tassen **Kürbisblätter**
1 Tasse **Portulakblätter**
2 Tassen **Erdbeeren**, frisch oder tiefgefroren
5 **Pflaumen**, ohne Stein
3 Tassen **Wasser**

Ergibt etwa ½ Liter Smoothie

Body Balance

Mangold-Aprikosen-Smoothie mit Datteln

3 Tassen **Mangold**, ohne Stiele
7 **Aprikosen**, ohne Stein
5 **Datteln**, ohne Kern
Saft von 1 **Orange**
2 Tassen **Wasser**

Ergibt etwa ½ Liter Smoothie

Grüne Kraft für die Beine

Spinat-Petersilien-Smoothie mit Kirschen und Aprikosen

2 Tassen **Spinat**
1 Tasse **Petersilie**
2 Tassen **Kirschen**, ohne Kerne, frisch oder tiefgefroren
2 Tassen **Aprikosen**, ohne Stein
3 Tassen **Wasser**

Ergibt etwa ½ Liter Smoothie

Wilde Kräuter im grünen Smoothie schenken Ihnen
Mineralstoffe, Spurenelemente, Vitamine, sekundäre
Pflanzenstoffe und Ballaststoffe in Hülle und Fülle.

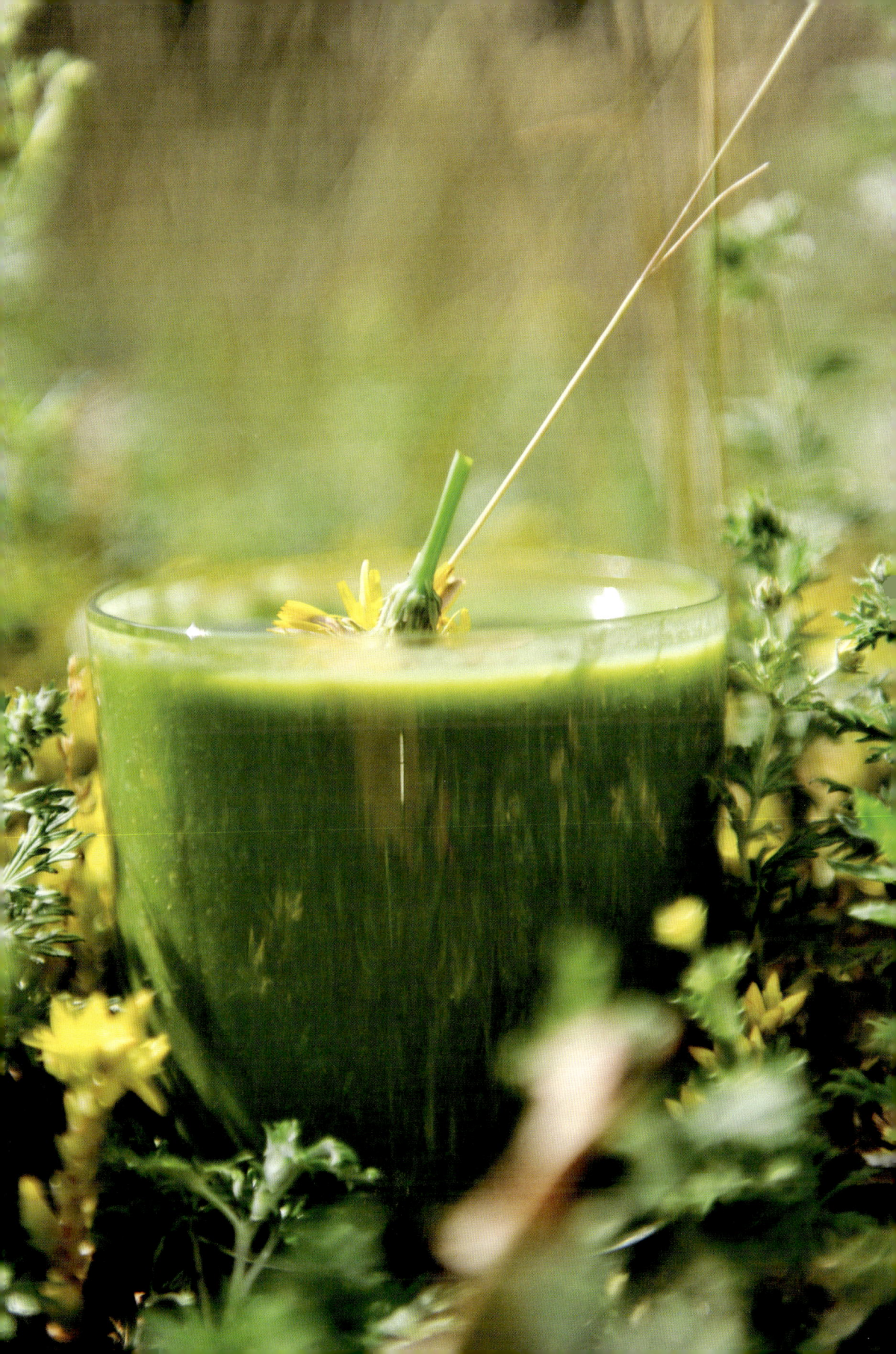

Gesundes Blut

Grünkohl-Petersilien-Smoothie mit Trauben und Feigen

2 Tassen **Grünkohl**, ohne Stiele
1 Tasse **Petersilie**
2 Tassen **Trauben**
5 frische **Feigen**
Saft von 1 **Orange**
1 Zweig frischer **Thymian**
3 Tassen **Wasser**

Ergibt etwa ½ Liter Smoothie

Grüne süßsaure Darmgesundheit

Petersilien-Avocado-Suppe mit Sauerkraut

2 Tassen **Petersilie**
1 Tasse nicht pasteurisiertes **Sauerkraut**
½ **Avocado**, geschält und entkernt
1 rote **Paprikaschote**, entkernt
2 **Knoblauchzehen**
3 Tassen **Wasser**

Ergibt etwa ½ Liter Suppe

Grünes probiotisch

Blattkohl-Gemüse-Suppe

2 Tassen **Blattkohl**, ohne Stiele
½ Tasse frischer **Dill**
1 Tasse nicht pasteurisiertes **fermentiertes Gemüse** (Karotten, Rote Bete,
   Ingwer, Rettich, Kohl etc.)
½ **Avocado**, geschält und entkernt
1 rote **Paprikaschote**, entkernt
2 **Knoblauchzehen**
3 Tassen **Wasser**

Ergibt etwa ½ Liter Suppe

Probiotischer Beerendrink

Rote-Bete-Grün mit Früchten und Kombucha

3 Tassen **Rote-Bete-Grün**
2 **Mangos**, geschält und entkernt
1 Tasse **Himbeeren**, frisch oder tiefgefroren
3 Tassen **Kombucha**

Ergibt etwa ½ Liter Smoothie

Probiotischer Himbeer-Mix

Grünkohl-Himbeer-Smoothie mit Mango

3 Tassen **Grünkohl**, ohne Stiele
1 Tasse **Himbeeren**, frisch oder tiefgefroren
2 **Mangos**, geschält und entkernt
3 Tassen **Kombucha**

Ergibt etwa ½ Liter Smoothie

Befreit von Schadstoffen

Zitroniger Brennnessel-Sellerie-Smoothie mit Mango

2 Tassen **Brennnesselblätter**
1 Tasse **Koriandergrün**
3 Stängel **Staudensellerie**
Saft von 1 **Zitrone**
2 **Mangos**, geschält und entkernt
2 Tassen **Apfelsaft**

Ergibt etwa ½ Liter Smoothie

Detox Starter Kit

Weizengras-Grünkohl-Kelp-Smoothie mit Ingwer

1 Tasse **Weizengras**
1 Tasse **Grünkohl**, ohne Stiele
½ Tasse **Kelp** (Seetang), getrocknet
½ **Avocado**, geschält und entkernt
etwa 2,5 cm frische **Ingwerwurzel**
2 **Knoblauchzehen**
Saft von 1 **Zitrone**
3 Tassen **Wasser**

Ergibt etwa ½ Liter Smoothie

Innere Reinigung

Brokkolisprossen-Ananas-Smoothie mit Ingwer

2 Tassen **Brokkolisprossen**
½ Tasse **Koriandergrün**
4 Tassen **Ananasstücke**
½ **Avocado**, geschält und entkernt
etwa 2,5 cm frische **Ingwerwurzel**
Saft von 1 **Grapefruit**
3 Tassen **Wasser**

Ergibt etwa ½ Liter Smoothie

Tiefenreinigung

Löwenzahn-Ananas-Smoothie

3 Tassen **Löwenzahnblätter** und -**blüten**
4 Tassen **Ananasstücke**
½ **Avocado**, geschält und entkernt
1 Teelöffel **Kurkuma**
Saft von 1 **Zitrone**
3 Tassen **Wasser**

Ergibt etwa ½ Liter Smoothie

Der ultimative Detox-Drink

Zitroniger Blattkohl-Schnittlauch-Smoothie

2 Tassen **Blattkohl**, ohne Stiele
1 Tasse **Koriandergrün**
½ Tasse **Schnittlauch**
½ **Avocado**, geschält und entkernt
Saft von 1 **Zitrone**
3 Tassen **Wasser**

Ergibt etwa ½ Liter Smoothie

Eisen-Bombe

Rote-Bete-Grün-Brunnenkresse-Smoothie mit Mango und Datteln

2 Tassen **Rote-Bete-Grün**
1 Tasse **Brunnenkresse**
3 **Mangos**, geschält und entkernt
3 **Datteln**, ohne Kern
3 Tassen **Wasser**

Ergibt etwa ½ Liter Smoothie

Mehr Hämoglobin

Orangiger Kürbisblätter-Petersilien-Smoothie mit Feigen

2 Tassen **Kürbisblätter**
1 Tasse **Petersilie**
1 **Apfel**
7 frische **Feigen**
Saft von 1 **Orange**
3 Tassen **Wasser**

Ergibt etwa ½ Liter Smoothie

Fit fürs Cardio-Work-out

Portulak-Früchte-Smoothie

2 Tassen **Portulakblätter**
2 Tassen **Apfelstücke**
2 Tassen **Kirschen**, ohne Kerne, frisch oder tiefgefroren
1 **Banane**
2 Zweige frisches **Basilikum**
½ Tasse **Granatapfelsaft**
3 Tassen **Wasser**

Ergibt etwa ½ Liter Smoothie

Stärkt das Durchhaltevermögen

Rote-Bete-Grün-Blattkohl-Smoothie mit Aprikosen und Datteln

2 Tassen **Rote-Bete-Grün**
1 Tasse **Blattkohl**, ohne Stiele
5 **Aprikosen**, ohne Stein
5 **Datteln**, ohne Kern
½ Tasse **Granatapfelsaft**
½ **Avocado**, geschält und entkernt
3 Tassen **Wasser**

Ergibt etwa ½ Liter Smoothie

Dunkelgrüne Power für den Tag: Mit grünen
Smoothies fühlen Sie sich energiegeladen,
leistungsfähig und unglaublich fit – 24 Stunden lang.

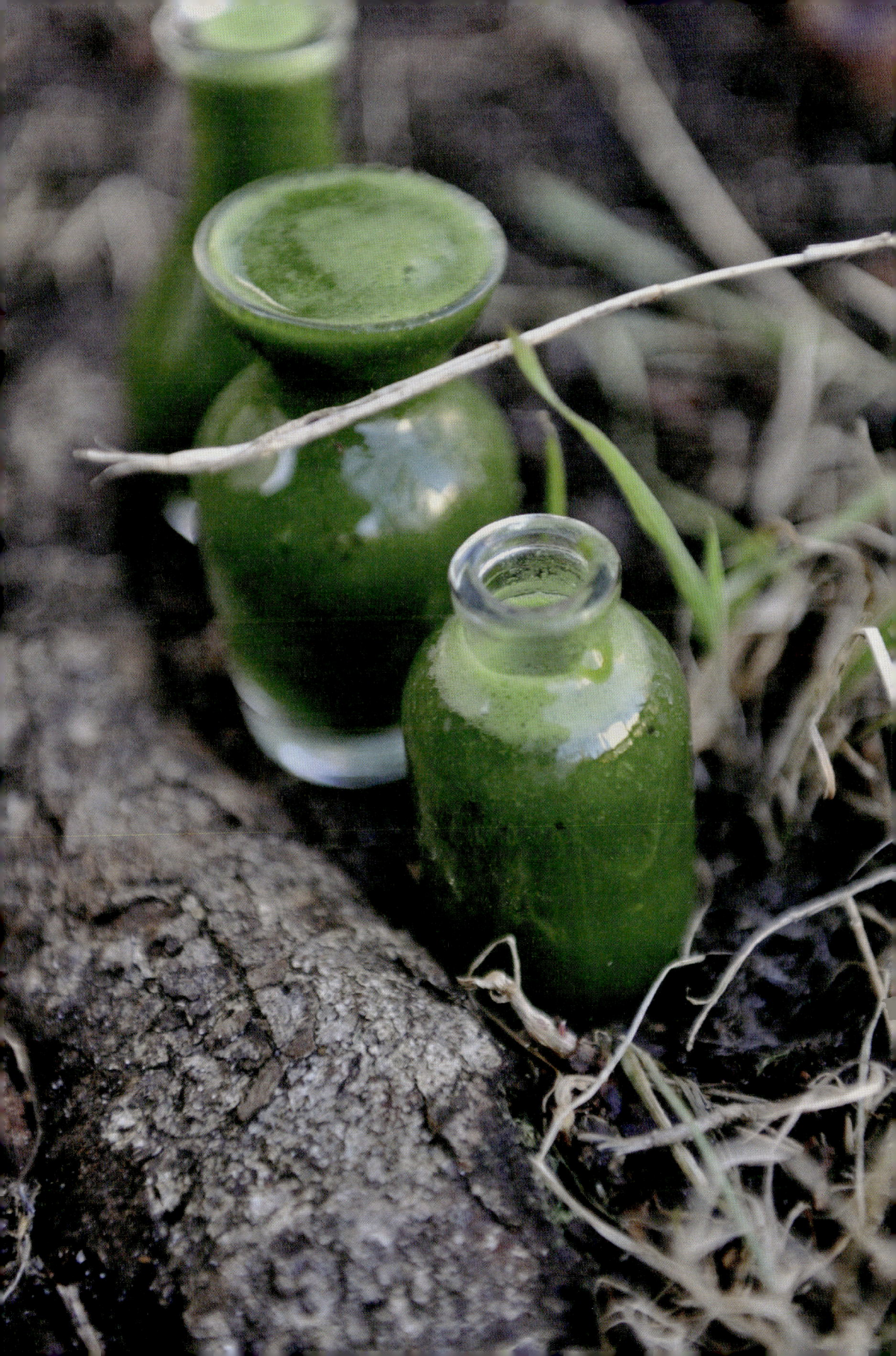

Grüne Power für Athleten

Spinat-Mangold-Sellerie-Smoothie mit Früchten

1 Tasse **Spinat**
1 Tasse **Mangold**, ohne Stiele
1 Tasse **Blattkohl**, ohne Stiele
1–2 Stängel **Staudensellerie**, mit dunkelgrünen Blättern
1 Tasse **Heidelbeeren**, frisch oder tiefgefroren
2 **Pfirsiche**, ohne Stein
1 **Birne**
½ **Avocado**, geschält und entkernt
4 **Datteln**, ohne Kern
2 Esslöffel naturreine **Blütenpollen** (wahlweise)
3 Tassen **Wasser**

Ergibt etwa ½ Liter Smoothie

Monatsmix für Frauen

Mangold-Löwenzahn-Smoothie mit Kaktusfeigen

2 Tassen **Mangold**, ohne Stiele
1 Tasse **Löwenzahnblätter**
7 **Kaktusfeigen**, geschält (Tragen Sie beim Schälen Handschuhe!)
1 **Mango**, geschält und entkernt
3 Tassen **Wasser**

Ergibt etwa ½ Liter Smoothie

Brain Power

Portulak-Beeren-Smoothie

2 Tassen **Portulakblätter**
2 Tassen **Heidelbeeren**, frisch oder tiefgefroren
2 Tassen **Erdbeeren**, frisch oder tiefgefroren
Saft von ½ **Zitrone**
3 Tassen **Wasser**

Ergibt etwa ½ Liter Smoothie

Für optimale Gehirnfunktion

Portulak-Kiwi-Smoothie mit Erdbeeren

4 Tassen **Portulakblätter**
2 **Kiwis**, geschält
2 Tassen **Erdbeeren**, frisch oder tiefgefroren
3 Tassen **Wasser**

Ergibt etwa ½ Liter Smoothie

Ganz bei der Sache

Mangold-Erdbeer-Smoothie mit Aprikosen

2 Tassen **Mangold**, ohne Stiele
2 Tassen **Erdbeeren**, frisch oder tiefgefroren
2 Tassen ungeschwefelte getrocknete **Aprikosen**, 1 Stunde in Wasser
  eingeweicht
3 Tassen **Wasser**

Ergibt etwa ½ Liter Smoothie

Gedächtnis-Fit

Spinat-Heidelbeer-Smoothie mit Chiasamen

3 Tassen **Spinat**
2 Zweige frischer **Rosmarin**
3 Tassen **Heidelbeeren**, frisch oder tiefgefroren
2 Teelöffel **Chiasamen**
3 Tassen **Wasser**

Ergibt etwa ½ Liter Smoothie

Stärkt den gesunden Geist

Portulak-Spinat-Smoothie mit Erdbeeren und Banane

2 Tassen **Portulakblätter**
1 Tasse **Spinat**
2 Tassen **Erdbeeren**, frisch oder tiefgefroren
1 **Banane**
1 Tasse **Granatapfelsaft**
2 Tassen **Wasser**

Ergibt etwa ½ Liter Smoothie

Eine Wohltat für Ihre Gelenke

Brunnenkresse-Löwenzahn-Smoothie mit Erdbeeren und Ananas

1 Tasse **Brunnenkresse**
1 Tasse **Löwenzahnblätter**
2 Tassen **Erdbeeren**, frisch oder tiefgefroren
1 Tasse **Ananasstücke**
2 Zweige frisches **Basilikum**
2 **Datteln**, ohne Kern
3 Tassen **Wasser**

Ergibt etwa ½ Liter Smoothie

Graue Haare einfach wegtrinken

Weizengras-Spinat-Smoothie mit Papaya

1 Tasse **Weizengras**
1 Tasse **Spinat**
2 gelbfleischige **Papayas**, geschält, entkernt und in Stücke geschnitten
½ Tasse **Granatapfelsaft**
2 Tassen **Wasser**

Ergibt etwa ½ Liter Smoothie

Grünes für schöne Haut

Grünkohl-*Aloe vera*-Smoothie mit Aprikosen und Datteln

2 Tassen **Grünkohl**, ohne Stiele
etwa 2,5 cm frisches *Aloe vera*-**Blatt**, mit Rinde
7 **Aprikosen**, ohne Stein
1 Tasse **Trauben**
2 **Datteln**, ohne Kern
3 Tassen **Wasser**

Ergibt etwa ½ Liter Smoothie

Strahlender Teint

Breitwegerich-*Aloe vera*-Smoothie mit Erdbeeren

1 Tasse **Breitwegerichblätter**
1 Tasse **Erdbeeren**, frisch oder tiefgefroren
etwa 2,5 cm frisches *Aloe vera*-**Blatt**, mit Rinde
½ Tasse Fleisch einer jungen (Thai-)**Kokosnuss**
1 Tasse **Wasser**

Ergibt etwa ½ Liter Smoothie

Gut durchmixen und den Smoothie einfach weglöffeln oder als Gesichtsmaske auftragen und nach 10 Minuten mit lauwarmem Wasser entfernen.

Herzliebe

Portulak-Salat-Smoothie mit Früchten

1 Tasse **Portulakblätter**
1 Tasse grüne **Salatblätter**
2 Tassen **Apfelstücke**
2 Tassen **rote Trauben**
2 **Bananen**
Saft von 1 **Zitrone**
3 Tassen **Wasser**

Ergibt etwa ½ Liter Smoothie

Kreislauf-Booster

Weizengras-Gurken-Smoothie mit Ananas und Erdbeeren

1 Tasse **Weizengras**
1 Tasse **Ananasstücke**
2 Tassen **Erdbeeren**, frisch oder tiefgefroren
1 mittelgroße **Salatgurke**, in Stücke geschnitten
½ Tasse **Koriandergrün**
½ Teelöffel geriebene **Muskatnuss**
2 Tassen **Wasser**

Ergibt etwa ½ Liter Smoothie

Für das Hormon-Gleichgewicht

Spinat-Rote-Bete-Grün-Smoothie mit Heidelbeeren und Kirschen

2 Tassen **Spinat**
1 Tasse **Rote-Bete-Grün**
2 Tassen **Heidelbeeren**, frisch oder tiefgefroren
1 Tasse **Kirschen**, ohne Kerne, frisch oder tiefgefroren
1 **Banane**
3 Tassen **Wasser**

Ergibt etwa ½ Liter Smoothie

Grüne Immunstärkung

Weizengras-Heidelbeer-Smoothie mit Pflaumen und Zwetschgen

1 Tasse **Weizengras**
1 Tasse **Petersilie**
2 Zweige **Oregano**
2 Tassen **Heidelbeeren**, frisch oder tiefgefroren
5 **Pflaumen**, ohne Stein
5 **Zwetschgen**, ohne Stein
Saft von 1 **Zitrone**
3 Tassen **Wasser** (oder mehr, wenn die Mischung zu dick wird)

Ergibt etwa ½ Liter Smoothie

Gleicht den Kalium-Haushalt aus

Rote-Bete-Grün-Bananen-Smoothie mit Apfel

3 Tassen **Rote-Bete-Grün**, ohne Stiele
1 **Apfel**
2 **Bananen**
Saft von ½ **Zitrone**
3 Tassen **Wasser**

Ergibt etwa ½ Liter Smoothie

Für starke Knochen

Zitroniger Sonnenblumensprossen-Löwenzahn-Smoothie
mit Tomatillos

1 Tasse **Sonnenblumensprossen**
1 Tasse **Löwenzahnblätter**
1 Tasse Blätter von **Senfkohlsorten**
Saft von 3 großen **Zitronen**
½ **Avocado**, geschält und entkernt
2 Zweige frischer **Rosmarin**
½ Tasse **Alfalfasprossen**
3 **Tomatillos**
2 Tassen **Wasser**

Ergibt etwa ½ Liter Smoothie

Sonnenblumensprossen, Löwenzahn und Senfkohlblätter, Zitronensaft, Avocado,
Rosmarin und Wasser in den Mixer geben. Gut durchmixen und in eine Servier-
schüssel gießen. Mit frischen Sprossen und Tomatilloscheiben garnieren ... und
genüsslich weglöffeln.

Leberreinigung

Löwenzahn-Apfel-Smoothie mit Datteln

3 Tassen **Löwenzahnblätter**
2 **Äpfel**
4 **Datteln**, ohne Kern
Saft von 2 **Zitronen**
3 Tassen **Wasser**

Ergibt etwa ½ Liter Smoothie

Ein grüner Smoothie als Wegzehrung auf Ihrer Wanderung
schenkt neue Energie und Leichtigkeit für Stunden ...

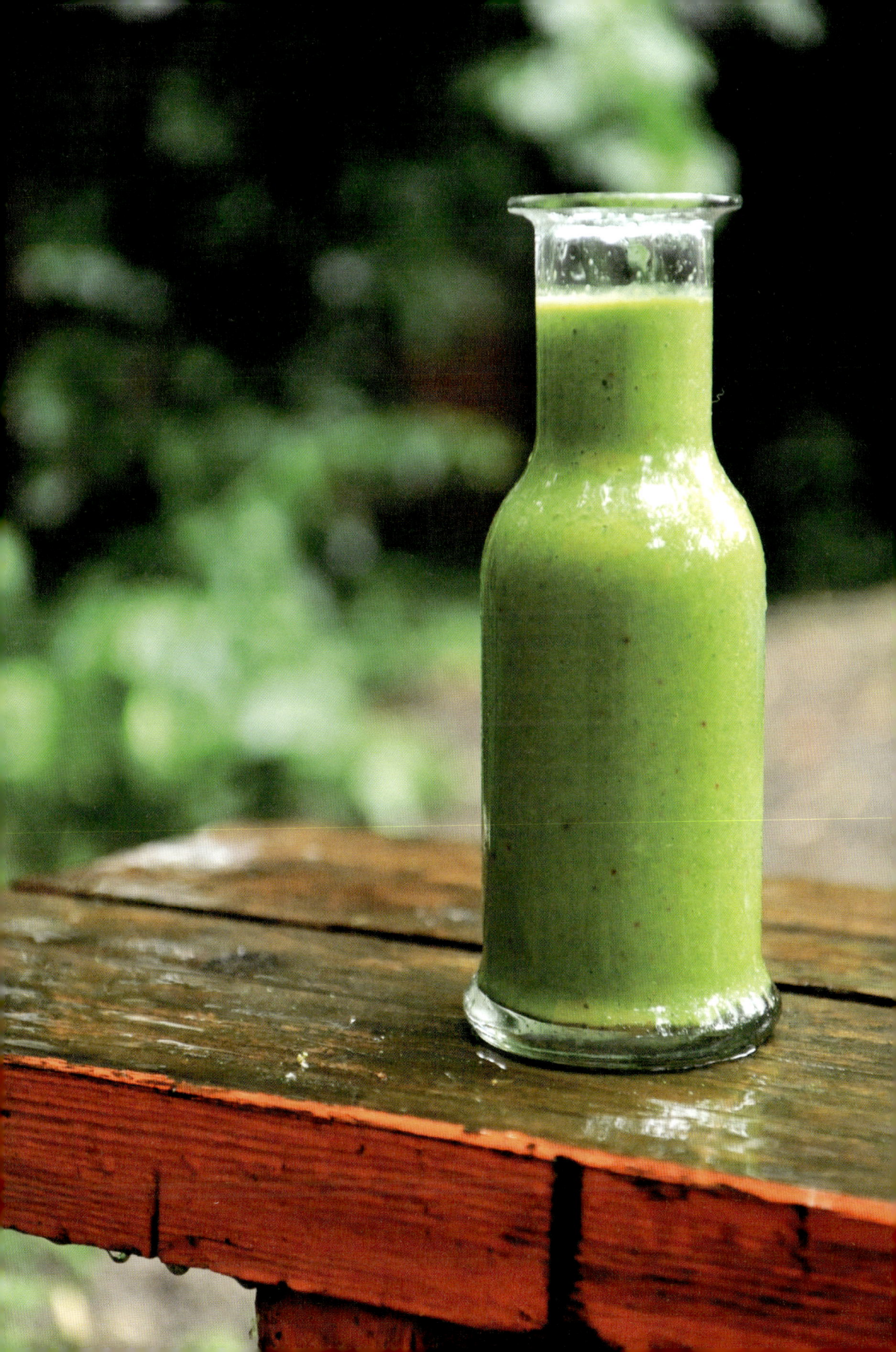

Lungenwohl

Mangold-Papaya-Smoothie

3 Tassen **Mangold**, ohne Stiele
2 gelbfleischige **Papayas**, geschält, entkernt und in Stücke geschnitten
Saft von 1 **Zitrone**
3 Tassen **Wasser**

Ergibt etwa ½ Liter Smoothie

Öffnet Lunge und Hals

Portulak-Heidelbeer-Smoothie mit Mango

3 Tassen **Portulakblätter**
2 Tassen **Heidelbeeren**, frisch oder tiefgefroren
1 **Mango**, geschält und entkernt
Saft von 1 **Zitrone**
3 Tassen **Wasser**

Ergibt etwa ½ Liter Smoothie

Grüne Magnesium-Power

Sauerampfer-Heidelbeer-Smoothie mit Kaktusfeigen

3 Tassen **Sauerampfer**
7 **Kaktusfeigen**, geschält (Tragen Sie beim Schälen Handschuhe!)
1 Tasse **Heidelbeeren**, frisch oder tiefgefroren
3 Tassen **Wasser**

Ergibt etwa ½ Liter Smoothie

Anti-Aging pur: Ein köstlicher Beerensmoothie
verjüngt und hält geistig fit.

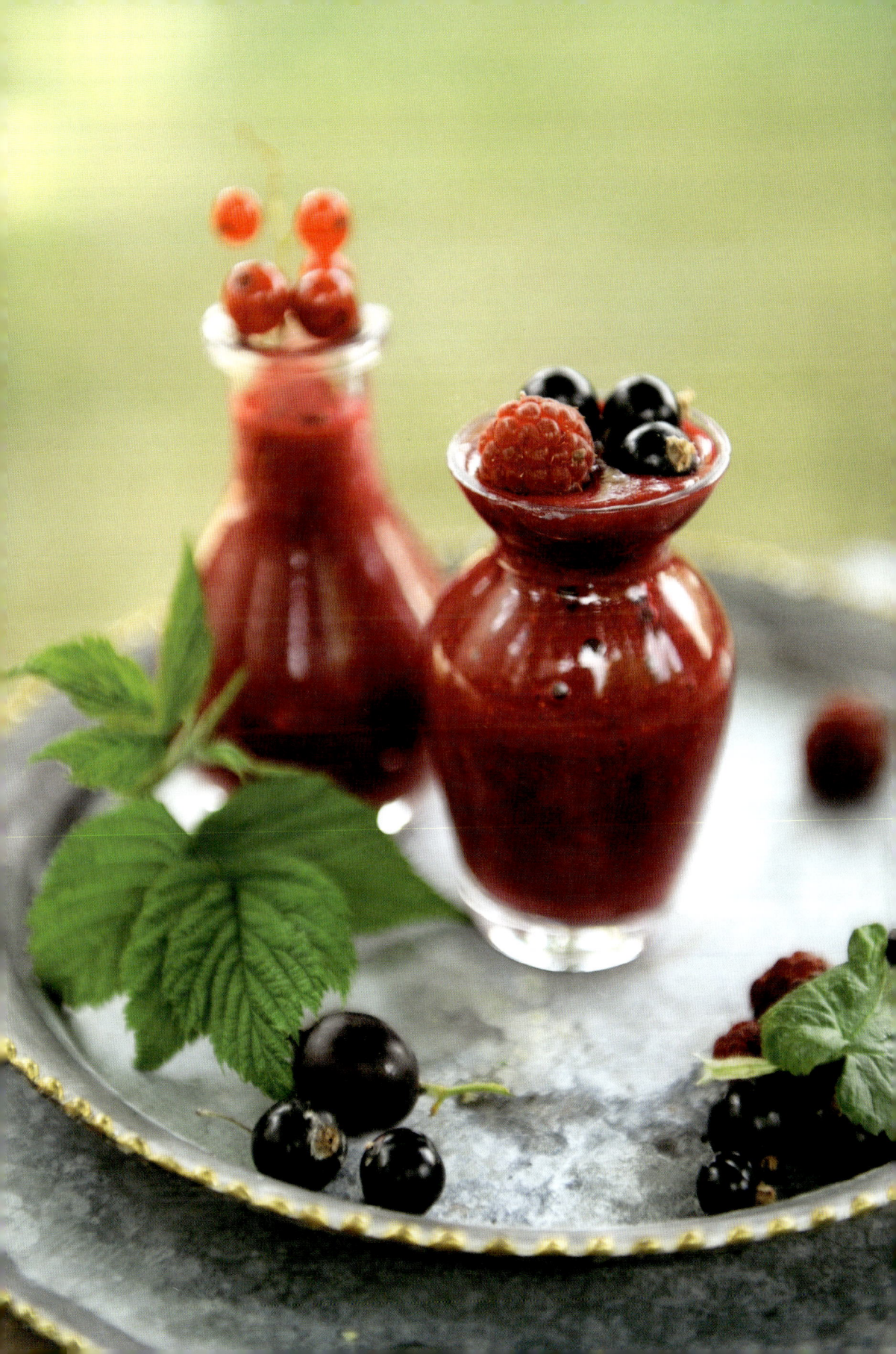

Magnesium-Infusion

Portulak-Beeren-Smoothie

3 Tassen **Portulakblätter**
3 Tassen **Himbeeren**, frisch oder tiefgefroren
1 Tasse **Heidelbeeren**, frisch oder tiefgefroren
3 Tassen **Wasser**

Ergibt etwa ½ Liter Smoothie

Magnesium-Kick

Spinat-Mangold-Bananen-Smoothie

2 Tassen **Spinat**
2 Tassen **Mangold**, ohne Stiele
3 **Bananen**
1 **Limette**, mit Schale
3 Tassen **Wasser**

Ergibt etwa ½ Liter Smoothie

Für die optimale Nierenfunktion

Petersilien-Cantaloupe-Melonen-Smoothie

2 Tassen **Petersilie**
5 Tassen **Cantaloupe-Melone**, in Stücke geschnitten
½ **Limette**, mit Schale
1 Tasse **Wasser**

Ergibt etwa ½ Liter Smoothie

Nierenstärkung

Fruchtiger Salat-Himbeer-Smoothie mit Kokosnuss

2 Tassen **Kopfsalatherzen**
1 Tasse **Himbeeren**, frisch oder tiefgefroren
1 Tasse **Cranberrys**, frisch oder tiefgefroren
1 Tasse **rote Trauben**
1 Tasse Fleisch einer jungen (Thai-)**Kokosnuss**
Saft von 1 **Limette**
3 Tassen **Wasser**

Ergibt etwa ½ Liter Smoothie

Vitalstoffe für die Schilddrüse

Exotischer Mangold-Kelp-Smoothie

2 Tassen **Mangold**, ohne Stiele
½ Tasse **Kelp** (Seetang)
2 Tassen **Ananasstücke**
1 große **Sternfrucht** (Karambole)[36]
1 **Mango**, geschält und entkernt
3 Tassen **Wasser**

Ergibt etwa ½ Liter Smoothie

Grün für ruhigen Schlaf

Fruchtiger Spinat-Fenchelgrün-Smoothie mit Ingwer

2 Tassen **Spinat**
½ Tasse **Fenchelgrün**
4 Tassen **Sauerkirschen**, ohne Kerne, frisch, getrocknet oder tiefgefroren
1 **Banane**
etwa 2,5 cm frische **Ingwerwurzel**
1 Teelöffel kalt geschleuderter **Honig** (wahlweise)
3 Tassen **Wasser**

Ergibt etwa ½ Liter Smoothie

Schlafen wie ein Baby

Spinat-Brunnenkresse-Smoothie mit Sauerkirschen und Guave

2 Tassen **Spinat**
1 Tasse **Brunnenkresse**
4 Tassen **Sauerkirschen**, ohne Kerne, frisch oder tiefgefroren
5 **Guaven**, mit Schale
Saft von 1 **Orange**
1 Teelöffel kalt geschleuderter **Honig** (wahlweise)
3 Tassen **Wasser**

Ergibt etwa ½ Liter Smoothie

Schlafwohl

Spinat-Rübengrün-Smoothie mit Früchten und Kirschtomaten

2 Tassen **Spinat**
1 Tasse **Rübengrün**
4 Tassen **Sauerkirschen**, ohne Kerne, frisch oder tiefgefroren
7 **Kirschtomaten**
1 **Banane**
1 Teelöffel kalt geschleuderter **Honig** (wahlweise)
3 Tassen **Wasser**

Ergibt etwa ½ Liter Smoothie

Schlank durch Grünes

Grünkohl-Wassermelonen-Smoothie mit Früchten und Minze

3 Tassen **Grünkohl**, ohne Stiele
2 Zweige frische **Minze**
4 Tassen **Wassermelone**, in Stücke geschnitten
1 Tasse **Himbeeren**, frisch oder tiefgefroren
½ **Banane**
Saft von ½ **Zitrone**
1 Tasse **Wasser**

Ergibt etwa ½ Liter Smoothie

Kalorien im Nu verbrennen

Fruchtiger Grünkohl-Gurken-Smoothie mit jungen Fichtentrieben

3 Tassen **Grünkohl**, ohne Stiele
1 mittelgroße **Salatgurke**, in Stücke geschnitten
2 Tassen **Erdbeeren**, frisch oder tiefgefroren
2 **Pfirsiche**, ohne Stein
Saft von 1 **Zitrone**
1 Esslöffel junge **Douglasien**- oder **Fichtentriebe**
3 Tassen **Wasser**

Ergibt etwa ½ Liter Smoothie

Schlank & fit

Exotischer Grünkohl-Smoothie mit Cranberrys

3 Tassen **Grünkohl**, ohne Stiele
2 **Kakis**, ohne Samen
1 Tasse **Cranberrys**, frisch oder tiefgefroren
6 **Datteln**, ohne Kern
3 Tassen **Wasser** (oder mehr, wenn die Mischung zu dick wird)

Ergibt etwa ½ Liter Smoothie

Supermodel

Mizuna-Früchte-Smoothie mit Cranberrys

3 Tassen **Mizuna-Salat** (asiatische Kohlsorte)
1 **Apfel**
1 **Banane**
1 Tasse **Cranberrys**, frisch oder tiefgefroren
3 Tassen **Wasser**

Ergibt etwa ½ Liter Smoothie

Tropeninsel-Body

Mangold-Smoothie mit exotischen Früchten

3 Tassen **Mangold**, ohne Stiele
1 Tasse **Ananasstücke**
1 Tasse **Mangostücke**
1 **Banane**
2 Tassen **Wasser**

Ergibt etwa ½ Liter Smoothie

Neuer Schwung für den Stoffwechsel

Fruchtiger Grünkohl-Sellerie-Smoothie mit Ingwer

3 Tassen **Grünkohl**, ohne Stiele
2 Stängel **Staudensellerie**
2 Tassen **Himbeeren**, frisch oder tiefgefroren
2 **Birnen**
Saft von 1 **Zitrone**
etwa 2,5 cm frische **Ingwerwurzel**
3 Tassen **Wasser**

Ergibt etwa ½ Liter Smoothie

Anti-Stress

Salat-Sellerie-Smoothie mit Heidelbeeren und Datteln

3 Tassen **Kopfsalat**
2 Stängel **Staudensellerie**
2 Tassen **Heidelbeeren**, frisch oder tiefgefroren
5 **Datteln**, ohne Kern
etwa 2,5 cm frische **Ingwerwurzel**
Saft von 1 **Mandarine**
3 Tassen **Wasser**

Ergibt etwa ½ Liter Smoothie

Be Happy

Fruchtiger Löwenzahn-Postelein-Smoothie mit Minze

1 Tasse **Löwenzahnblätter**
2 Tassen **Postelein**
1 Zweig frische **Minze** oder **Zitronenmelisse**
2 Tassen **Erdbeeren**, frisch oder tiefgefroren
1 **Banane**
3 Tassen **Wasser**

Ergibt etwa ½ Liter Smoothie

Zur Beruhigung

Mangold-Ananas-Mango-Smoothie mit Datteln

2 Tassen **Mangold**, ohne Stiele
2 Tassen **Ananasstücke**
2 **Mangos**, geschält und entkernt
3 **Datteln**, ohne Kern
3 Tassen **Wasser**

Ergibt etwa ½ Liter Smoothie

Zur Nervenstärkung

Exotischer Spinat-Smoothie

3 Tassen **Spinat**
2 **Sternfrüchte** (Karambole)
2 **Bananen**
Mark von 1 **Vanilleschote**
3 Tassen **Wasser**

Ergibt etwa ½ Liter Smoothie

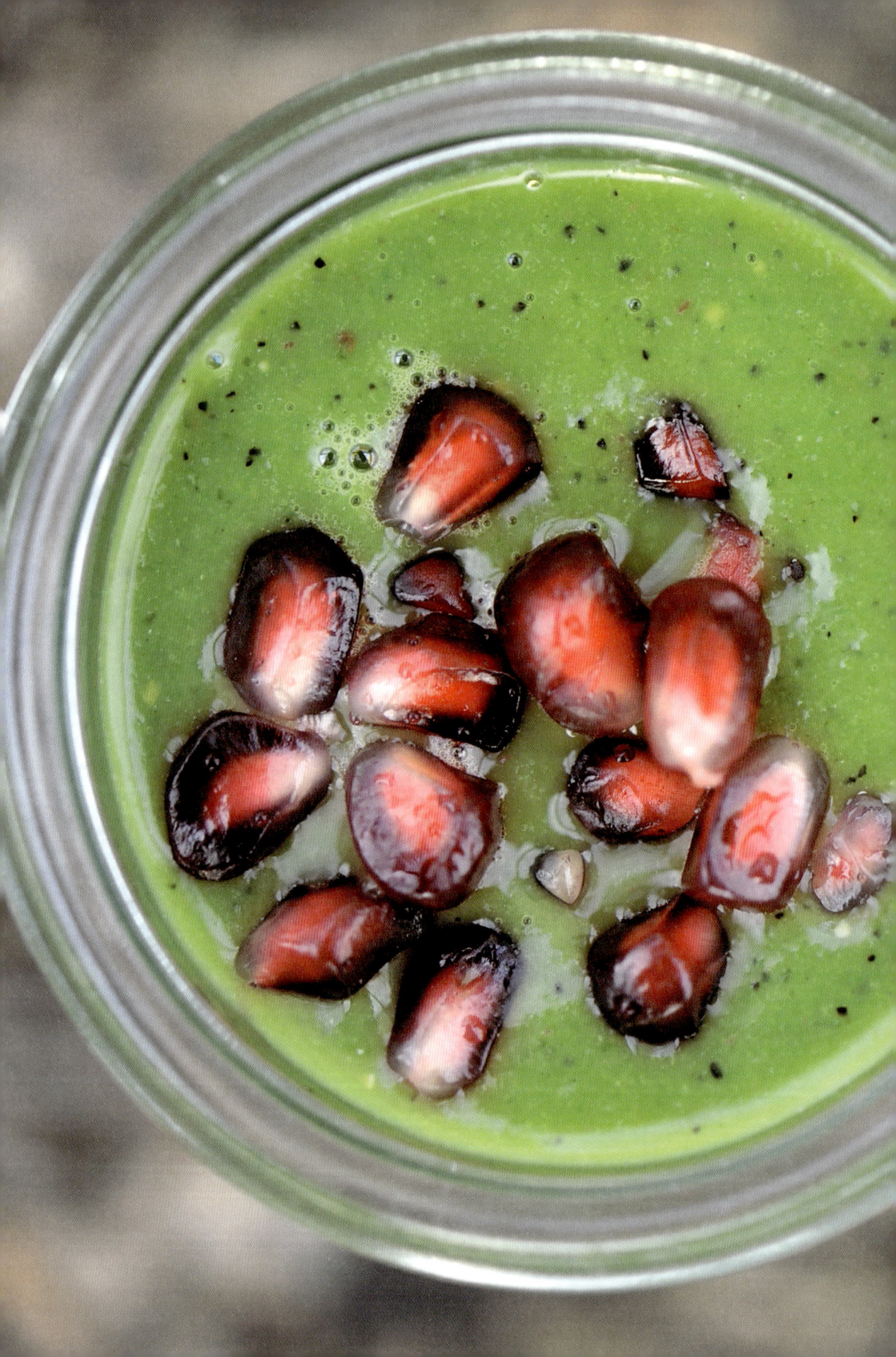

Mit grünen Smoothies vorbeugen & heilen

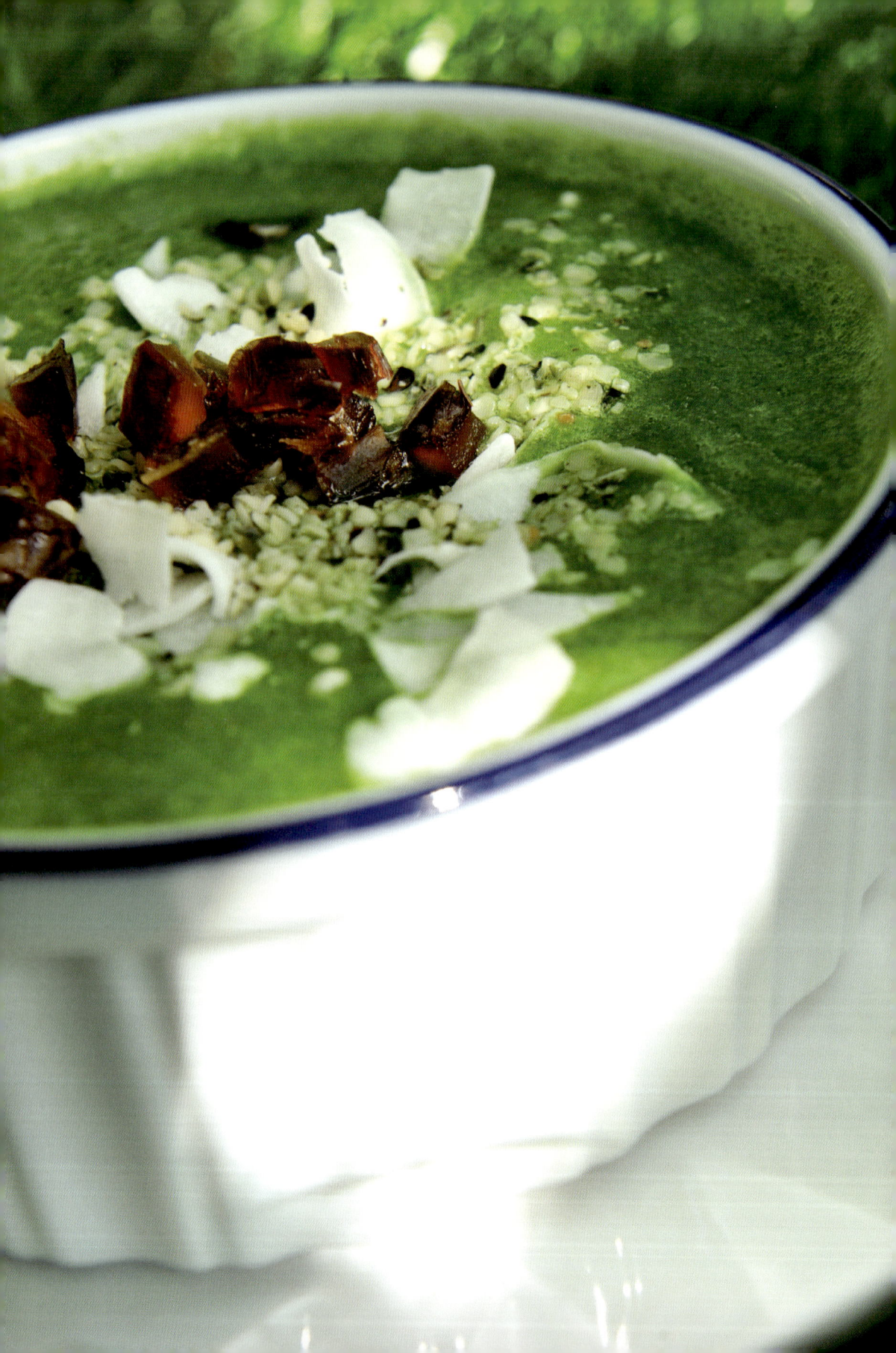

Natürlich gegen ADHS

Rote-Bete-Grün-Aprikosen-Smoothie

2 Tassen **Rote-Bete-Grün**
5 Tassen **Aprikosen**, ohne Stein
3 Tassen **Wasser**

Ergibt etwa ½ Liter Smoothie

Akne-Stopp

Löwenzahn-Gurken-Smoothie mit Pfirsich und Datteln

2 Tassen **Löwenzahnblätter**
1 mittelgroße **Salatgurke**, in Stücke geschnitten
4 **Pfirsiche**, ohne Stein
3 **Datteln**, ohne Kern
2 Tassen **Wasser**

Ergibt etwa ½ Liter Smoothie

Allergie-Besänftiger

Zitroniger Spinat-Grünkohl-Brennnessel-Smoothie mit Kiwi und Banane

1 Tasse **Spinat**
1 Tasse **Grünkohl**, ohne Stiele
1 Tasse getrocknete **Brennnesselblätter**
5 **Kiwis**, geschält
2 **Bananen**
Saft von 1 **Zitrone**
1 Teelöffel kalt geschleuderter **Honig** (wahlweise)
3 Tassen **Wasser**

Ergibt etwa ½ Liter Smoothie

Zu Mittag ein grüner Pudding: eine vollständige Mahlzeit,
die Power schenkt für den Rest des Tages und nicht beschwert

Allergien vorbeugen

Brennnessel-Spinat-Smoothie mit Kiwi und Banane

2 Tassen **Brennnesseln**
1 Tasse **Spinat**
5 **Kiwis**, geschält
2 **Bananen**
3 Tassen **Wasser**

Ergibt etwa ½ Liter Smoothie

Grünes gegen Allergien

Brennnessel-Grünkohl-Suppe mit Paprika und Avocado

2 Tassen **Brennnesseln**
1 Tasse **Grünkohl**, ohne Stiele
3 **Paprikaschoten**, entkernt
1 **Avocado**, geschält und entkernt
Saft von 1 **Zitrone**
3 Tassen **Wasser**

Ergibt etwa ½ Liter Suppe

Aphthen einfach weglöffeln

Mangold-Bananen-Smoothie mit Aprikosen

2 Tassen **Mangold**, ohne Stiele
1 Tasse **Koriandergrün**
2 **Bananen**
1 Tasse ungeschwefelte getrocknete **Aprikosen**, 1 Stunde in Wasser
  eingeweicht
3 Tassen **Wasser**

Ergibt etwa ½ Liter Smoothie

Dunkelgrün und bis zum Rand voll mit heilenden und nährenden Vitalstoffen –
Wildkräuter-Smoothies helfen dem Körper, sich selbst zu heilen.

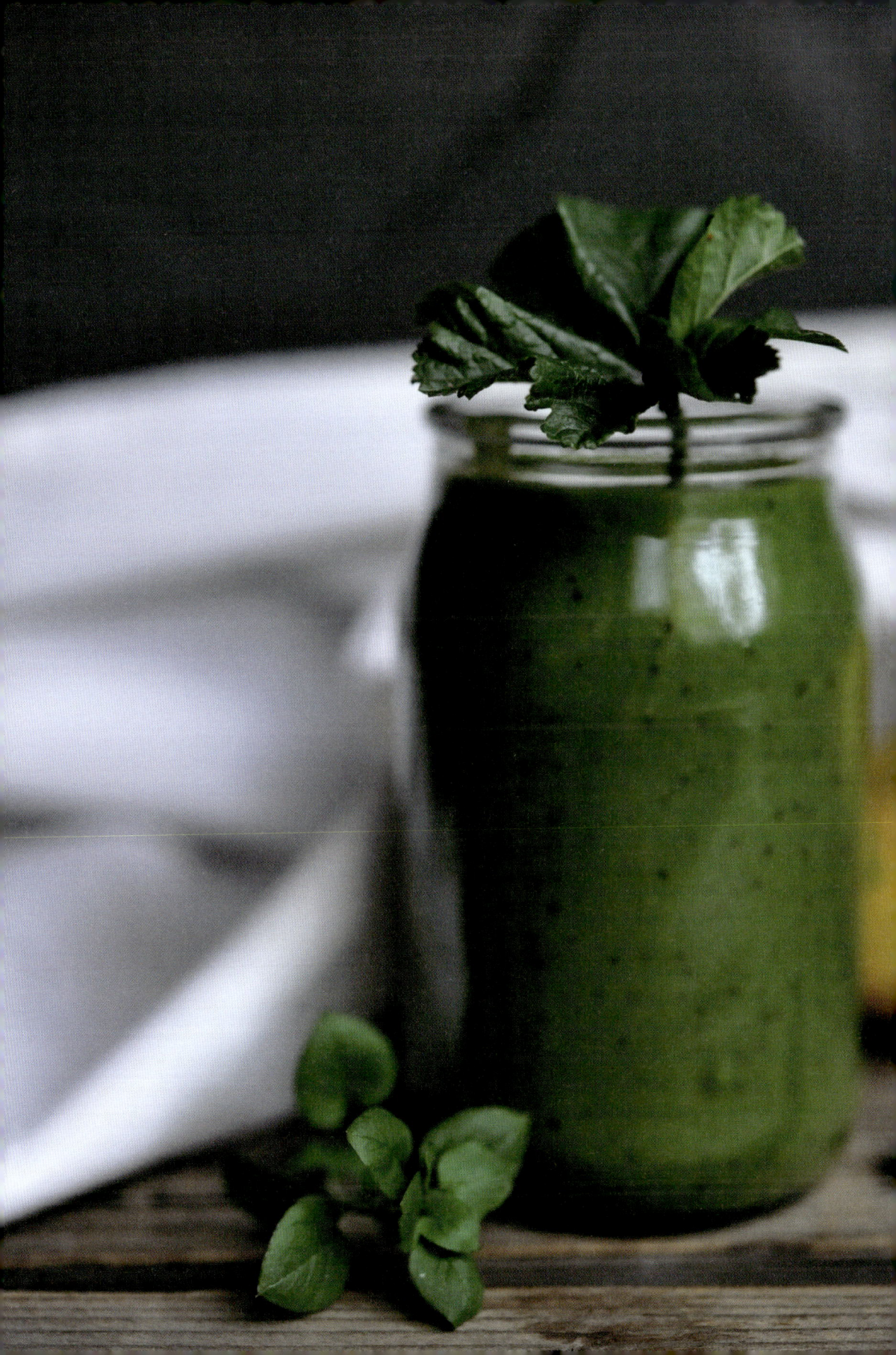

Gegen Asthma

Mangold-Champignon-Suppe mit Tomate und Avocado

2 Tassen **Mangold**, ohne Stiele
2 Zweige frisches **Basilikum**
1 Tasse **Champignons**
2 **Tomaten**
½ **Avocado**, geschält und entkernt
Saft von 1 **Zitrone**
2 **Knoblauchzehen**
3 Tassen **Wasser**

Ergibt etwa ½ Liter Suppe

Vitalisierend bei müden Augen

Spinat-Erdbeer-Smoothie mit Mango und Maulbeeren

2 Tassen **Spinat**
½ Tasse **Koriandergrün**
1 Tasse **Maulbeeren**, frisch oder tiefgefroren
1 **Mango**, geschält und entkernt
2 Tassen **Erdbeeren**, frisch oder tiefgefroren
3 Tassen **Wasser**

Ergibt etwa ½ Liter Smoothie

Mutters Hausfreund (gegen Bettnässen)

Mangold-Mango-Smoothie mit Cranberrys

2 Tassen **Mangold**, ohne Stiele
2 **Mangos**, geschält und entkernt
1 Tasse **Cranberrys**, frisch oder tiefgefroren
1 Teelöffel kalt geschleuderter **Honig** in (wahlweise)
3 Tassen **Wasser**

Ergibt etwa ½ Liter Smoothie

Natürliche Hilfe bei Blasenentzündung

Breitwegerich-Spinat-Smoothie mit Heidelbeeren und Cranberrys

1 Tasse **Breitwegerich**
1 Tasse **Spinat**
3 Tassen **Heidelbeeren**, frisch oder tiefgefroren
2 Tassen **Cranberrys**, frisch oder tiefgefroren
3 Tassen **Wasser**

Ergibt etwa ½ Liter Smoothie

Blutarmut heilen

Mangold-Pfirsich-Smoothie mit Trauben

2 Tassen **Mangold**, ohne Stiele
1 Tasse **Karottengrün**
5 **Pfirsiche**, ohne Stein
1 Tasse **Trauben**
3 Tassen **Wasser**

Ergibt etwa ½ Liter Smoothie

Blutbildendes Grün

Borretsch-Spinat-Smoothie mit Pflaumen

1 Tasse **Borretschblätter**
2 Tassen **Spinat**
7 **Pflaumen**, ohne Stein
1 Tasse **Granatapfelsaft**
¼ Tasse **Kelp** (Seetang)
3 Tassen **Wasser**

Ergibt etwa ½ Liter Smoothie

Eisenmangel ausgleichen

Mangold-Grünkohl-Smoothe mit Pfirsich und Mango

2 Tassen Mangold, ohne Stiele
1 Tasse **Grünkohl**, ohne Stiele
3 **Pfirsiche**, ohne Stein
1 **Mango**, geschält und entkernt
3 Tassen **Wasser**

Ergibt etwa ½ Liter Smoothie

Grüner Schutz vor Blutarmut

Fruchtiger Sellerie-Smoothie mit roten Weinblättern

1 Tasse rote **Weinblätter**
5 Stängel **Staudensellerie**
3 Tassen **Maulbeeren**, frisch oder tiefgefroren
1 **Banane**
1 **Zitrone**, mit Schale und ohne Kerne
3 Tassen **Wasser**

Ergibt etwa ½ Liter Smoothie

Blutdruck-Regulator

Brunnenkresse-Salat-Sellerie-Smoothie mit Tomaten und Frühlings
zwiebeln

1 Tasse **Brunnenkresse**
1 Tasse **grüner Salat**
1 Stängel **Staudensellerie**
5 große **Tomaten**
½ Tasse **Frühlingszwiebeln**, klein gehackt
½ **Avocado**, geschält und entkernt
Saft von 1 **Zitrone**
2 Tassen **Wasser**

Ergibt etwa ½ Liter Smoothie

Hohem Blutdruck vorbeugen

Borretsch-Sellerie-Smoothie mit Guave und Erdbeeren

1 Tasse **Borretschblätter und -blüten**
3 Stängel **Staudensellerie**
5 **Guaven**, mit Schale
1 Tasse **Erdbeeren**, frisch oder tiefgefroren
Saft von 1 **Zitrone**
3 Tassen **Wasser**

Ergibt etwa ½ Liter Smoothie

Anti-Bronchitis

Spinat-Suppe mit Paprika, Tomate und Avocado

2 Tassen **Spinat**
3 **Paprikaschoten**, entkernt
3 **Tomaten**
½ **Avocado**, geschält und entkernt
Saft von 3 **Zitronen**
2 Zweige frischer **Oregano**
3 **Knoblauchzehen**
3 Tassen **Wasser**

Ergibt etwa ½ Liter Suppe

Linderung bei Bronchitis

Spinat-Apfel-Mango-Smoothie

3 Tassen **Spinat**
2 **Äpfel**
2 **Mangos**, geschält und entkernt
Saft von 1 **Zitrone**
1 Teelöffel **Zimt**
3 Tassen **Wasser**

Ergibt etwa ½ Liter Smoothie

Cholesterinsenker

Grünkohl-Papaya-Smoothie mit Grapefruitsaft

4 Tassen **Grünkohl**, ohne Stiele
½ rotfleischige **Papaya**, geschält, entkernt und in Stücke geschnitten
Saft von 1 **Grapefruit**
2 Tassen **Wasser**

Ergibt etwa ½ Liter Smoothie

Für den Cholesterin-Ausgleich

Zitronige Spinat-Sellerie-Suppe mit Avocado

2 Tassen **Spinat**
2 Stängel **Staudensellerie**
1 **Avocado**, geschält und entkernt
Saft von 1 **Zitrone**
3 **Knoblauchzehen**
3 Tassen **Wasser**

Ergibt etwa ½ Liter Suppe

Blutzucker-Stabilisator

Rübengrün-Gänsefuß-Smoothie mit Kelp und Chiasamen

1 Tasse **Rübengrün** (oder Senfkohlblätter)
1 Tasse **Gänsefuß**
2 große rote **Paprikaschoten**, entkernt
½ Tasse **Frühlingszwiebel**, klein gehackt
Saft von 1 **Zitrone**
2 Esslöffel **Chiasamen**
1 Esslöffel **Kelp** (Seetang)
3 Tassen **Wasser**

Ergibt etwa ½ Liter Smoothie

Gegen Diabetes

Fruchtiger Löwenzahn-Rote Bete-Drink mit Cranberrys

1 Tasse **Löwenzahnblätter**
2 Tassen **Rote-Bete-Grün**
3 grüne **Äpfel**
1 Tasse **Cranberrys**, frisch oder tiefgefroren
1 **Mango**, geschält und entkernt
2 Teelöffel **Zimt**
3 Tassen **Wasser**

Ergibt etwa ½ Liter Smoothie

Diabetesvorbeugung

Fruchtiger Löwenzahn-Salat-Smoothie mit Kokosnuss

2 Tassen **Löwenzahnblätter**
1 Tasse **rotblättriger Salat**
1 Tasse **Cranberrys**, frisch oder tiefgefroren
2 **Äpfel**
1 Tasse Fleisch einer jungen (Thai-)**Kokosnuss**
3 Tassen **Wasser**

Ergibt etwa ½ Liter Smoothie

Purpur mit niedrigem Glyx

Salat-Beeren-Smoothie mit roten Weinblättern und Chiasamen

1 Tasse **Romanasalat**
1 Tasse rote **Weinblätter**
1 Tasse **Heidelbeeren**, frisch oder tiefgefroren
1 Tasse **Maulbeeren**, frisch oder tiefgefroren
1 Esslöffel **Chiasamen**
2 Tassen **Brombeeren**, frisch oder tiefgefroren
3 Tassen **Wasser**

Ergibt etwa ½ Liter Smoothie

Natürliche Hilfe bei Durchfall

Fruchtiger Himbeerblätter-Smoothie mit Frühlingszwiebeln und Minze

½ Tasse **Himbeerblätter**, frisch oder getrocknet
2 Zweige frische **Pfefferminze**
2 **Frühlingszwiebeln**, klein gehackt
2 sehr reife **Bananen**
1 Tasse getrocknete **Heidelbeeren**
1 **Birne**
1 Tasse **Apfelsaft**
1 Tasse **Wasser**

Ergibt etwa ½ Liter Smoothie

Langsam mit einem Löffel essen.

Grüner Mix gegen Entzündungen

Weizengras-Brombeer-Smoothie mit roten Weinblättern

1 Tasse rote **Weinblätter**
1 Tasse **Weizengras**
3 Tassen **Brombeeren**, frisch oder tiefgefroren
Saft von 1 **Zitrone**
etwa 2,5 cm frische **Ingwerwurzel**
3 Tassen **Wasser**

Ergibt etwa ½ Liter Smoothie

Blüten und Blätter von wildwachsenden Kräutern,
selbst gezogene Sprossen, exotische oder altbekannte
Früchte und Beeren u. v. m. werden im Mixer
zu einem köstlichen und gesunden Drink.

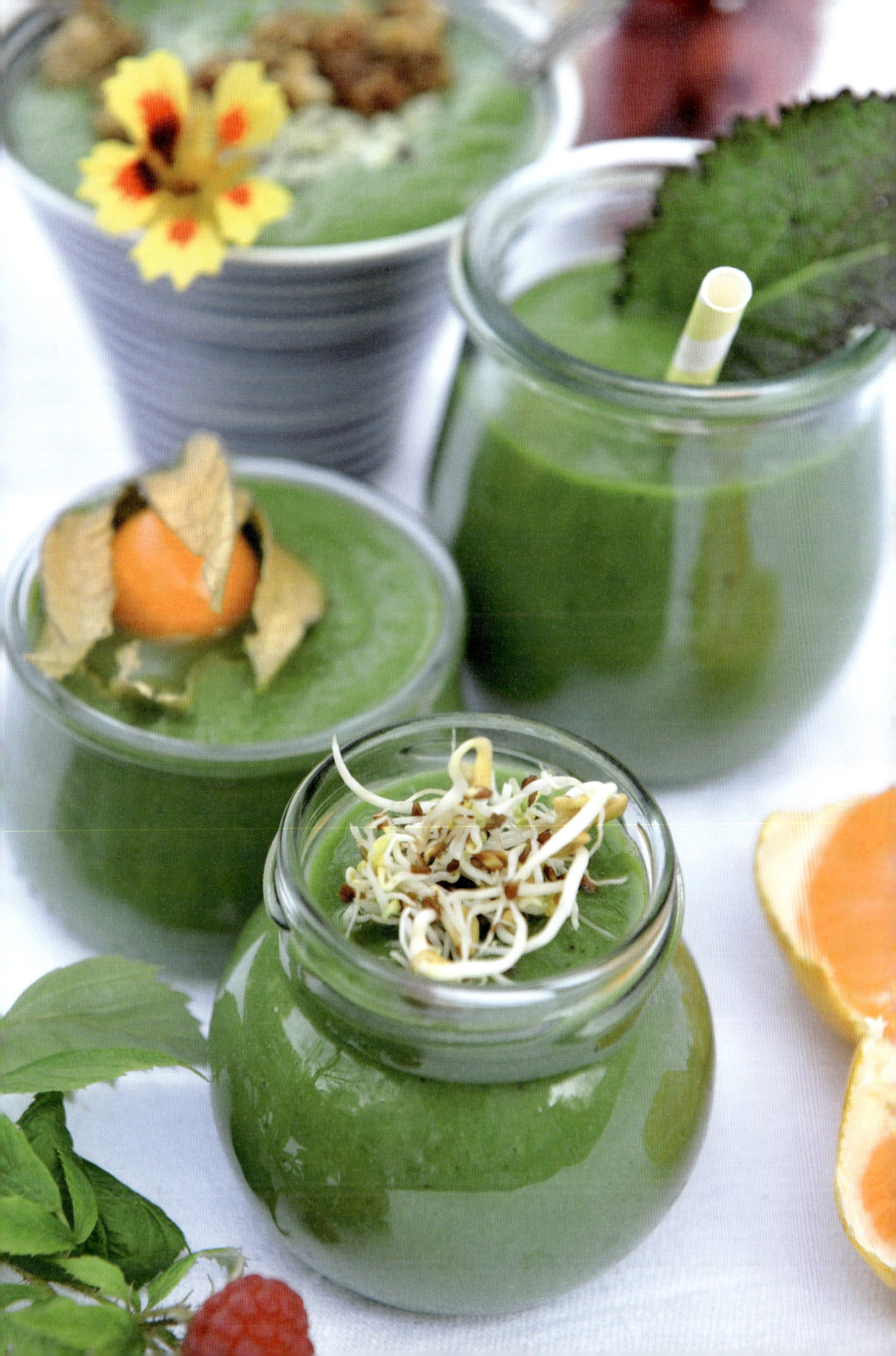

Kur gegen Entzündungen

Exotischer Grünkohl-Sellerie-Smoothie mit Flohsamenschalen

1 Tasse **Grünkohl**, ohne Stiele
2 Stängel **Staudensellerie**
1 Tasse **Ananasstücke**
1 **Banane**
4 **Kiwis**, geschält
1 Tasse **Flohsamenschalen**
2 Tassen **Wasser**

Ergibt etwa 3 Tassen Smoothie

Gesunder Schutz vor Erkältung

Salat-Apfel-Smoothie mit Aprikosen

3 Tassen **grüner Salat**
1 **Apfel**
1 Tasse ungeschwefelte getrocknete **Aprikosen**, 1 Stunde lang in Wasser
    eingeweicht
1 Tasse **Einweichwasser von den Aprikosen**
2 Tassen **Wasser** (oder mehr, wenn die Mischung zu dick wird)

Ergibt etwa ½ Liter Smoothie

Fibromyalgie-Besänftiger

Weizengras-Mangold-Smoothie mit Brombeeren und Banane

1 Tasse **Weizengras**
2 Tassen **Mangold**, ohne Stiele
4 Tassen **Brombeeren**, frisch oder tiefgefroren
1 **Banane**
3 Tassen **Wasser**

Ergibt etwa ½ Liter Smoothie

Runter mit dem Fieber

Zitroniger Portulak-Himbeerblätter-Smoothie

1 Tasse **Portulakblätter**
½ Tasse **Himbeerblätter**, frisch oder getrocknet
Saft von 2 **Zitronen**
1 **Knoblauchzehe**
2 Tassen **Apfelsaft**
2 Tassen **Wasser**

Ergibt etwa ½ Liter Smoothie

Linderung bei Fieberbläschen

Rote-Bete-Grün-Smoothie mit Aprikosen

2 Tassen **Rote-Bete-Grün**
½ Tasse **Koriandergrün**
5 Tassen **Aprikosen**, ohne Stein
Saft von 1 **Grapefruit**
2 Tassen **Wasser**

Ergibt etwa ½ Liter Smoothie

Lindernd bei Menstruationskrämpfen

Sauerampfer-Feigen-Smoothie mit Banane

3 Tassen **Sauerampfer**
10 frische **Feigen**
1 **Banane**
etwa 2,5 cm frische **Ingwerwurzel**
3 Tassen **Wasser**

Ergibt etwa ½ Liter Smoothie

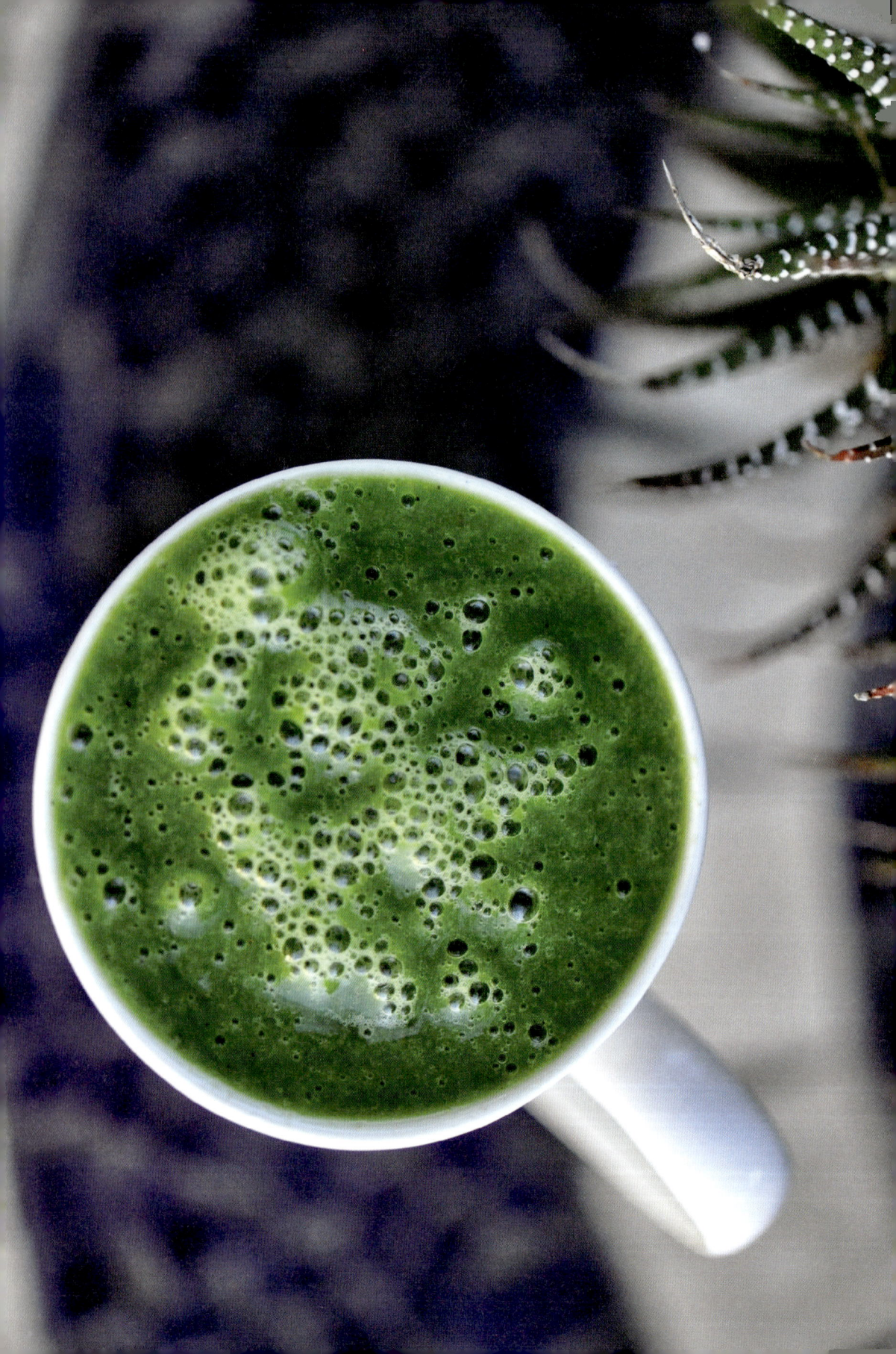

Natürliches Schmerzmittel bei Frauenleiden

Fruchtiger Salat-Smoothie mit Sauerkirschen, Brombeeren und Banane

1 Tasse rote **Salatblätter**
3 Zweige frischer **Thymian**
1 Tasse **Sauerkirschen**, ohne Kerne, frisch oder tiefgefroren
1 Tasse **Brombeeren**, frisch oder tiefgefroren
1 **Banane**
etwa 2,5 cm frische **Ingwerwurzel**
3 Tassen **Wasser**

Ergibt etwa ½ Liter Smoothie

Power trotz PMS

Rote-Bete-Grün-Beeren-Smoothie

3 Tassen **Rote-Bete-Grün**
2 Tassen **Himbeeren**, frisch oder tiefgefroren
1 Tasse **Brombeeren**, frisch oder tiefgefroren
1 **Banane**
1 **Limette**, mit Schale
3 Tassen **Wasser**

Ergibt etwa ½ Liter Smoothie

Der *Aloe vera*-Smoothie unterstützt die Nährstoffaufnahme im Darm und hat antimikrobielle
sowie schmerzstillende Eigenschaften.

Gegen Gallensteine

Rote-Bete-Grün-Gurken-Suppe mit Avocado

2 Tassen **Rote-Bete-Grün**, ohne Stiele
2 **Salatgurken**, in Stücke geschnitten
½ **Avocado**, geschält und entkernt
Saft von 2 **Zitronen**
2 Zweige **Koriandergrün**
3 **Knoblauchzehen**
3 Tassen **Wasser**

Ergibt etwa ½ Liter Suppe

Gallenstein-Heiler

Fruchtiger Weizengras-Löwenzahn-Smoothie

1 Tasse **Weizengras**
2 Tassen **Löwenzahnblätter**
4 **Birnen**
1 Tasse **Brombeeren**, frisch oder tiefgefroren
1 Tasse **Trauben**
Saft von 1 **Zitrone**
3 Tassen **Wasser**

Ergibt etwa ½ Liter Smoothie

Natürlich gegen Gallensteinkoliken

Mangold-Löwenzahn-Smoothie mit Papaya und Himbeeren

1 Tasse **Mangold**, ohne Stiele
2 Tassen **Löwenzahnblätter**
4 Tassen **Papaya**, geschält, entkernt und in Stücke geschnitten
1 Tasse **Himbeeren**, frisch oder tiefgefroren
Saft von 1 **Zitrone**
3 Tassen **Wasser**

Ergibt etwa ½ Liter Smoothie

Gelenkwohl

Rote-Bete-Grün-Gemüse-Smoothie mit Avocado und Ingwer

3 Tassen **Rote-Bete-Grün**
1 **Paprikaschote**, entkernt
etwa 2,5 cm frische **Ingwerwurzel**
Saft von 3 großen **Zitronen**
½ **Avocado**, geschält und entkernt
½ Tasse frische **grüne Erbsen**
½ Tasse **Alfalfasprossen**
2 Tassen **Wasser**

Ergibt etwa ½ Liter Smoothie

Rote-Bete-Grün, Paprika, Ingwer, Zitronensaft, Avocado und Wasser in einem Mixer gut durchpürieren. Die Mischung in eine Schüssel gießen, Erbsen und Sprossen unterrühren und einfach weglöffeln.

Wohltuend bei Zöliakie

Exotischer Spinat-Pudding mit Flohsamenschalen

1 Tasse **Spinat**
1 **Banane**
1 **Mango**, geschält und entkernt
1 **Orange**, ohne Schale und Kerne, in Stücke zerteilt
1 **Zitrone**, ohne Schale und Kerne, in Stücke zerteilt
1 Zweig frische **Minze**
1 Teelöffel **Flohsamenschalen**
1 Tasse **Wasser**

Ergibt etwa 3 Tassen Pudding

Zur Darmsanierung bei Gluten-unverträglichkeit

Rote-Bete-Grün-Cranberry-Smoothie mit Datteln und Chiasamen

2 Tassen **Rote-Bete-Grün**
1 Tasse **Cranberrys**, frisch oder tiefgefroren
5 **Datteln**, ohne Kern
1 **Banane**
1 **Orange**, ohne Schale und Kerne, in Stücke zerteilt
1 Tasse **Chiasamen**
1 Tasse **Wasser**

Ergibt etwa 3 Tassen Smoothie

Lindernd bei Hämorrhoiden

Portulak-Kiwi-Bananen-Smoothie

4 Tassen **Portulakblätter**
2 **Kiwis**, geschält
2 **Bananen**
3 Tassen **Wasser**

Ergibt etwa ½ Liter Smoothie

Natürlich gegen Hämorrhoiden

Brennnessel-Mango-Smoothie mit Banane und Chiasamen

3 Tassen **Brennnesseln**
2 **Mangos**, geschält und entkernt
1 **Banane**
1 Esslöffel **Chiasamen**
3 Tassen **Wasser**

Ergibt etwa ½ Liter Smoothie

Heilung fürs Herz

Postelein-Portulak-Smoothie mit Nektarinen

2 Tassen **Postelein**
1 Tasse **Portulakblätter**
1 Tasse **Cranberrys**, frisch oder tiefgefroren
3 **Nektarinen**, ohne Stein
1 **Banane**
3 Tassen **Wasser**

Ergibt etwa ½ Liter Smoothie

Herzgesund

Grünkohl-Alfalfasprossen-Smoothie mit Birne und Pflaumen

3 Tassen **Grünkohl**, ohne Stiele
1 Tasse **Alfalfasprossen**
3 **Birnen**
5 **Pflaumen**, ohne Stein
1 Tasse **Granatapfelsaft**
2 Tassen **Wasser**

Ergibt etwa ½ Liter Smoothie

Schutz fürs Herz

Buchweizensprossen-Rübengrün-Rucola-Smoothie mit Gemüse und Chiasamen

1 Tasse **Buchweizensprossen**
1 Tasse **Rübengrün** (oder Senfkohlblätter)
1 Tasse **Rucola**
1 rote **Paprikaschote**, entkernt
3 große **Tomaten**
1 Esslöffel **Chiasamen**
Saft von 1 **Zitrone**
½ Teelöffel **Kurkuma**
3 Tassen **Wasser**
1 **Zucchini**

Ergibt etwa ½ Liter Smoothie

Alle Zutaten bis auf die Zucchini in den Mixer geben und gut durchpürieren. Die Mischung in eine Schüssel gießen, die geraspelte Zucchini unterheben und mit dem Löffel essen.

Statt Hustensaft

Zitroniger Löwenzahn-Spinat-Smoothie mit Mango

2 Tassen **Löwenzahnblätter**
1 Tasse **Spinat**
3 **Mangos**, geschält und entkernt
Saft von 1 **Orange**
Saft von 1 **Zitrone**
1 Zweig frischer **Oregano**
3 Tassen **Wasser**

Ergibt etwa ½ Liter Saft

Heilkraft pur aus dem Mixer: Wildkräuter machen Ihren Smoothie zur leckeren Medizin.

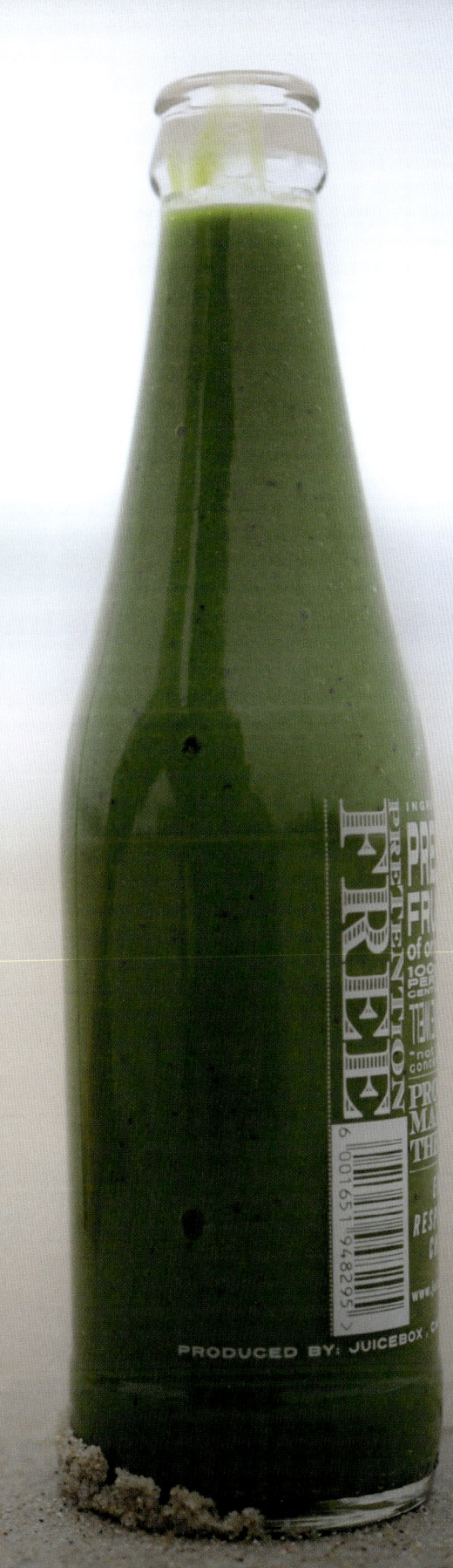

Immunstärkung zur Infektionsabwehr

Gänsefuß-Grünkohl-*Aloe vera*-Smoothie mit Tomaten

2 Tassen **Gänsefuß**
1 Tasse **Grünkohl**, ohne Stiele
etwa 2,5 cm frisches *Aloe vera*-**Blatt**, mit Rinde
5 große **Tomaten**
1 Teelöffel **Kurkuma**
2 Tassen **Wasser**

Ergibt etwa ½ Liter Smoothie

Schmerzlindernde Immunstärkung

Sauerampfer-Erdbeer-Smoothie mit Banane

2 Tassen **Sauerampfer**
4 Tassen **Erdbeeren**, frisch oder tiefgefroren
1 **Banane**
3 Tassen **Wasser**

Ergibt etwa ½ Liter Smoothie

Infektionskiller

Grünkohl-Ananas-Smoothie mit Kokosnuss und Ingwer

3 Tassen **Grünkohl**, ohne Stiele
4 Tassen **Ananasstücke**
1 Tasse Fleisch einer jungen (Thai-)**Kokosnuss**
Saft von 1 **Limette**
etwa 2,5 cm frische **Ingwerwurzel**
3 Tassen **Wasser**

Ergibt etwa ½ Liter Smoothie

Bei Karpaltunnelsyndrom

Grünkohl-Smoothie mit Avocado, Ananas und Banane

3 Tassen **Grünkohl**, ohne Stiele
4 Tassen **Ananasstücke**
½ **Avocado**, geschält und entkernt
1 **Banane**
3 Tassen **Wasser**

Ergibt etwa ½ Liter Smoothie

Grüne Energie für starke Hände

Exotischer Löwenzahn-Smoothie

3 Tassen **Löwenzahnblätter**
4 Tassen **Ananasstücke**
2 **Mangos**, geschält und entkernt
1 **Banane**
3 Tassen **Wasser**

Ergibt etwa ½ Liter Smoothie

Katerkiller

Zitroniger Weizengras-Senfkohl-Bananen-Smoothie

1 Tasse **Weizengras**
½ Tasse **Senfkohlsorten**
3 **Bananen**
Saft von 2 **Zitronen**
1 Esslöffel kalt geschleuderter **Honig** (wahlweise)
3 Tassen **Wasser**

Ergibt etwa ½ Liter Smoothie

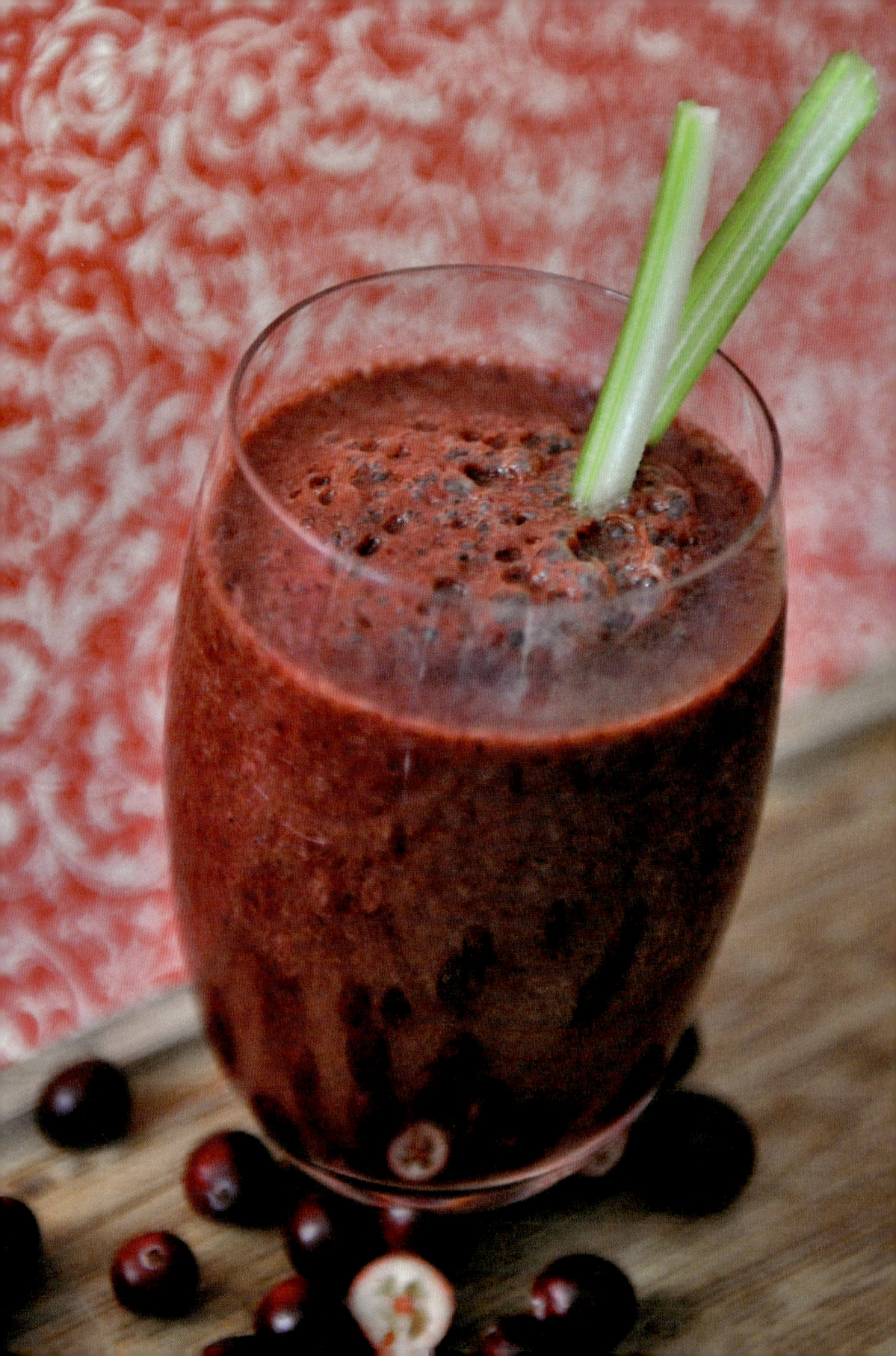

Nach der Party

Weizengras-Smoothie mit Banane und Kaktusfeigen

1 Tasse **Weizengras**
9 **Kaktusfeigen**, geschält (Tragen Sie beim Schälen Handschuhe!)
1 **Banane**
Saft von 1 **Zitrone**
1 Esslöffel kalt geschleuderter **Honig** (wahlweise)
3 Tassen **Wasser**

Ergibt etwa ½ Liter Smoothie

Grüner Schutz vor Krampfadern

Spinat-Smoothie mit Kirschen und Heidelbeeren

3 Tassen **Spinat**
3 Tassen **Kirschen**, ohne Kerne, frisch oder tiefgefroren
1 Tasse **Heidelbeeren**, frisch oder tiefgefroren
3 Tassen **Wasser**

Ergibt etwa ½ Liter Smoothie

Vitalstoff-Kick gegen Krampfadern

Spinat-Petersilie-Smoothie mit Kirschen und Ananas

2 Tassen **Spinat**
1 Tasse **Petersilie**
2 Tassen **Kirschen**, ohne Kerne, frisch oder tiefgefroren
2 Tassen **Ananasstücke**
3 Tassen **Wasser**

Ergibt etwa ½ Liter Smoothie

Cranberrys strotzen nur so vor Antioxidantien –
die Wunderwaffe im Kampf gegen freie Radikale.

Krebsvorsorge für Männer

Zitronige Brennnessel-Grünkohl-Suppe mit Paprika und Tomate

2 Tassen **Brennnesseln**
1 Tasse **Grünkohl**, ohne Stiele
3 **Paprikaschoten**, entkernt
3 **Tomaten**
1 **Avocado**, geschält und entkernt
Saft von 3 **Zitronen**
3 **Knoblauchzehen**
3 Tassen **Wasser**

Ergibt etwa ½ Liter Suppe

Gesunde Prostata

Blattkohl-Gemüse-Smoothie mit Grapefruitsaft

3 Tassen **Blattkohl**, ohne Stiele
2 rote **Paprikaschoten**, entkernt
5 mittelgroße **Tomaten**
½ **Avocado**, geschält und entkernt
Saft von 1 roten **Grapefruit**
1 **Knoblauchzehe**
2 Tassen **Wasser**

Ergibt etwa ½ Liter Smoothie

Anti-Magengrimmen

Romana-Petersilien-Smoothie mit Ananas und Banane

3 Tassen **Romanasalat**
1 Tasse **Petersilie**
3 Tassen **Ananasstücke**
2 **Bananen**
3 Tassen **Wasser**

Ergibt etwa ½ Liter Smoothie

Grüner Reflux-Blocker

Romana-Fenchelgrün-Papaya-Smoothie mit Apfel

3 Tassen **Romanasalat**
1 Tasse Fenchelgrün
4 Tassen **Papaya**, geschält, entkernt und in Stücke geschnitten
1 **Apfel**
Saft von ½ **Zitrone**
1 Tasse **Wasser**

Ergibt etwa ½ Liter Smoothie

Natürliche Pflege fürs Bäuchlein

Pak-Choi-Rübengrün-Smoothie mit Nektarine und Kokosnuss

2 Tassen **Pak Choi**
1 Tasse **Rübengrün**
2 Zweige frische **Minze**
5 **Nektarinen**, ohne Stein
1 Tasse Fleisch einer jungen (Thai-)**Kokosnuss**
etwa 2,5 cm frische **Ingwerwurzel**
3 Tassen **Wasser**

Ergibt etwa ½ Liter Smoothie

Säure-Neutralisierer

Mangold-Smoothie mit Papaya und Banane

3 Tassen **Mangold**, ohne Stiele
1 gelbfleischige **Papaya**, geschält, entkernt und in Stücke geschnitten
1 **Banane**
Saft von 1 **Orange**
2 Tassen **Wasser**

Ergibt etwa ½ Liter Smoothie

Migräne-Blocker

Rote-Bete-Grün-Smoothie mit Brombeeren, Banane und Ingwer

3 Tassen **Rote-Bete-Grün**
1 Tasse **Brombeeren**, frisch oder tiefgefroren
1 **Banane**
etwa 2,5 cm frische **Ingwerwurzel**
3 Tassen **Wasser**

Ergibt etwa ½ Liter Smoothie

Mit scharfem Grün gegen Migräne

Rote-Bete-Grün-Smoothie mit Brombeere, Banane und Jalapeño-Schoten

2 Tassen **Rote-Bete-Grün**
2 Tassen **Brombeeren**, frisch oder tiefgefroren
1 **Banane**
2 **Jalapeño-Schoten**, ohne Stiele und Samen
Saft von 1 **Zitrone**
3 Tassen **Wasser**

Ergibt etwa ½ Liter Smoothie

Endlich freie Nase!

Scharfer Koriandergrün-Paprika-Smoothie

3 Tassen **Koriandergrün**
3 rote **Paprikaschoten**, entkernt
1 **Jalapeño-Schote**, ohne Stiele und Samen
3 Tassen **Wasser**

Ergibt etwa ½ Liter Smoothie

Gegen Nierensteine

Würzige Löwenzahn-Tomaten-Suppe

1 Tasse **Löwenzahnblätter**
6 sehr reife **Tomaten**
½ **Avocado**, geschält und entkernt
Saft von 2 **Zitronen**
2 Zweige frisches **Basilikum**
3 **Knoblauchzehen**
3 Tassen **Wasser**

Ergibt etwa ½ Liter Suppe

Vitalstoffe für die Nieren

Romana-Apfel-Smoothie mit Cranberrys und Datteln

3 Tassen **Romanasalat**
1 Tasse **Cranberrys**, frisch oder tiefgefroren
1 **Apfel**
4 **Datteln**, ohne Kern
3 Tassen **Wasser**

Ergibt etwa ½ Liter Smoothie

Gegen Ohrinfektionen

Würziger Romana-Paprika-Smoothie

2 Tassen **Romanasalat**
2 **Paprikaschoten**, entkernt
½ **Avocado**, geschält und entkernt
Saft von 2 **Zitronen**
2 Zweige frisches **Basilikum**
1 Zweig frischer **Rosmarin**
2 **Knoblauchzehen**
3 Tassen **Wasser**

Ergibt etwa ½ Liter Smoothie

Heilmittel gegen Mittelohrentzündung bei Kindern

Fruchtiger Spinat-Romana-Smoothie

1 Tasse **Spinat**
2 Tassen **Romanasalat**
3 Tassen **Brombeeren**, frisch oder tiefgefroren
4 **Kiwis**, geschält
1 **Mango**, geschält und entkernt
Saft von 1 **Orange**
3 Tassen **Wasser**

Ergibt etwa ½ Liter Smoothie

Besänftigend bei Reizdarm

Löwenzahn-*Aloe vera*-Smoothie mit Mango und Heidelbeeren

1 Tasse **Löwenzahnblätter**
etwa 2,5 cm frisches *Aloe vera*-**Blatt**, mit Rinde
1 **Mango**, geschält und entkernt
2 Tassen **Heidelbeeren**, frisch oder tiefgefroren
2 Tassen **Wasser**

Ergibt etwa ½ Liter Smoothie

Anmerkung: Wenn dieser Smoothie bei Ihnen zu Verdauungsbeschwerden führt, können Sie die Faserstoffe aussieben und nur den Saft trinken.

Ein frisch gemixter grüner Smoothie ist voller Lebenskraft und
Sonnenenergie – Chlorophyll ist Vitalität pur!

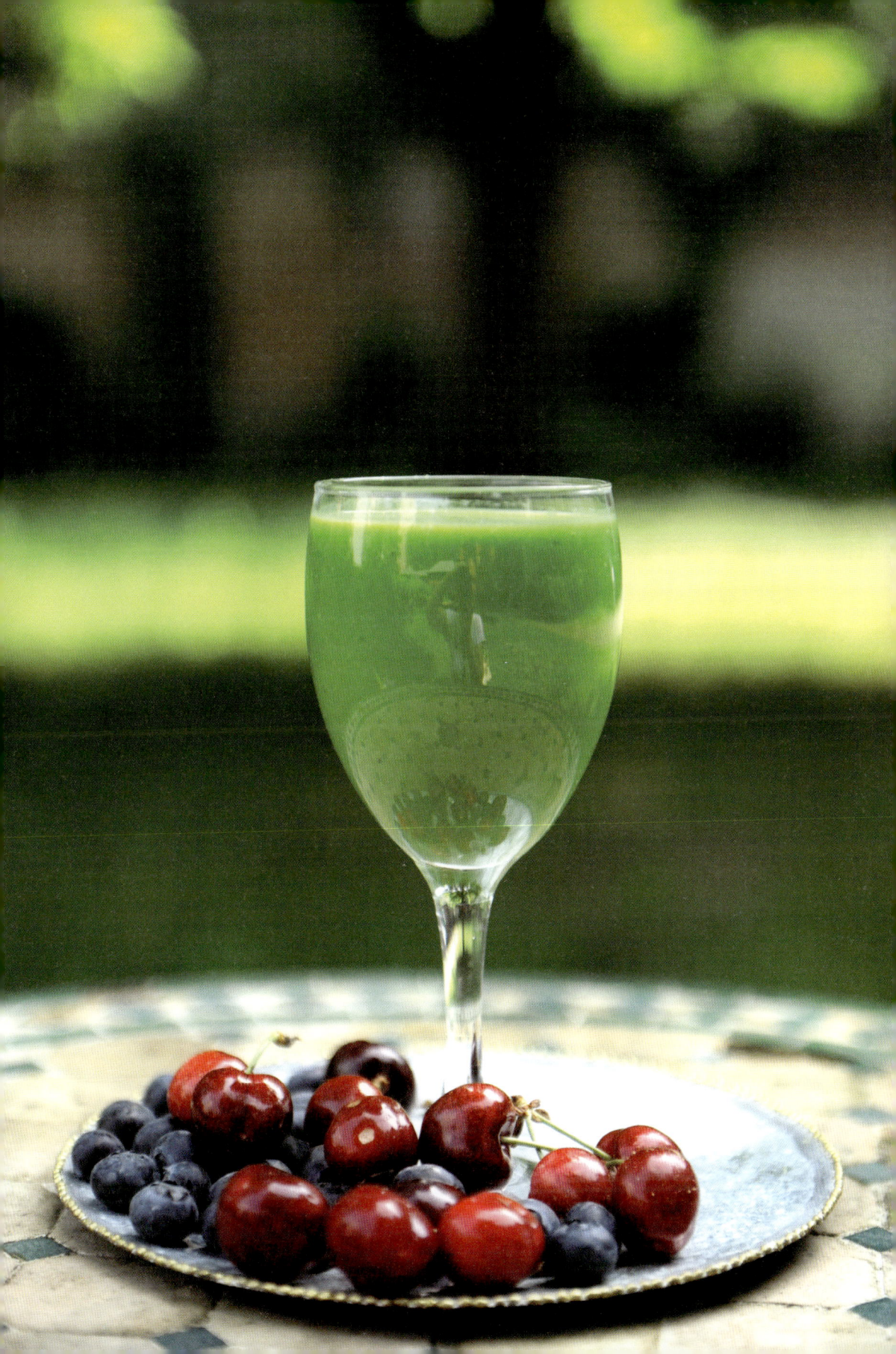

Gesunde Power gegen Schuppenflechte

Zitroniger Löwenzahn-*Aloe vera*-Smoothie mit Mango und Heidelbeeren

2 Tassen **Löwenzahnblätter**
etwa 2,5 cm frisches *Aloe vera*-**Blatt**, mit Rinde
1 **Mango**, geschält und entkernt
2 Tassen **Heidelbeeren**, frisch oder tiefgefroren
Saft von 1 **Zitrone**
1 Tasse **Apfelsaft**
2 Tassen **Wasser**

Ergibt etwa ½ Liter Smoothie

Grüne Kur gegen Morgenübelkeit

Mangold-Fenchelgrün-Smoothie mit Ananas

2 Tassen **Mangold**, ohne Stiele
½ Tasse **Fenchelgrün**
2 Tassen **Ananasstücke**
Saft von 1 **Zitrone**
5 **Datteln**, ohne Kern
3 Tassen **Wasser**

Ergibt etwa ½ Liter Smoothie

Guter Morgen für Schwangere

Mangold-Ananas-Smoothie mit Datteln und Minze

2 Tassen **Mangold**, ohne Stiele
½ Tasse frische **Pfefferminze**
2 Tassen **Ananasstücke**
5 **Datteln**, ohne Kern
etwa 2,5 cm frische **Ingwerwurzel**
Saft von 1 **Zitrone**
3 Tassen **Wasser**

Ergibt etwa ½ Liter Smoothie

Vitalstoffmix bei Morgenübelkeit

Romana-Ananas-Smoothie mit Datteln und frischer Minze

2 Tassen **Romanasalat**
2 Zweige frische **Minze**
2 Tassen **Ananasstücke**
3 **Datteln**, ohne Kern
3 Tassen **Wasser**

Ergibt etwa ½ Liter Smoothie

Neutralisiert Schwermetalle

Pak-Choi-Smoothie mit Mango und Apfel

2 Tassen **Pak Choi**
1 Tasse **Koriandergrün**
2 **Mangos**, geschält und entkernt
1 **Apfel**
Saft von 1 **Zitrone**
3 Tassen **Wasser**

Ergibt etwa ½ Liter Smoothie

Gegen Sodbrennen

Grünkohl-Fenchelgrün-Smoothie mit Cantaloupe-Melone

3 Tassen **Grünkohl**, ohne Stiele
1 Tasse **Fenchelgrün**
4 Tassen **Cantaloupe-Melone**, in Stücke geschnitten
½ **Banane**
Saft von ½ **Zitrone**
1 Tasse **Wasser**

Ergibt etwa ½ Liter Smoothie

Schnelle Erleichterung bei Sodbrennen

Salat-Petersilien-Smoothie mit Honigmelone

3 Tassen **grüner Salat**
1 Tasse **Petersilie**
4 Tassen **Honigmelone**, in Stücke geschnitten
1 **Banane**
Saft von ½ **Zitrone**
1 Tasse **Wasser**

Ergibt etwa ½ Liter Smoothie

Natürlich Pfunde loswerden

Petersilie-Gurken-Smoothie mit Birnen

2 Tassen **Petersilie**
1 **Salatgurke**, mit Schale
3 **Birnen**
Saft von 1 **Grapefruit**
2 Tassen **Wasser**

Ergibt etwa ½ Liter Smoothie

Weg mit den letzten fünf Pfund!

Tatsoi-Trauben-Smoothie mit Apfel

3 Tassen **Tatsoi**
1 **Apfel**
2 Tassen **Trauben**
¼ **Avocado**, geschält und entkernt
etwa 2,5 cm frische **Ingwerwurzel**
Saft von ½ **Zitrone**
3 Tassen **Wasser**

Ergibt etwa ½ Liter Smoothie

Lindert Schmerz bei Schwellungen

Brennnessel-Petersilie-Gurken-Smoothie mit Mango

2 Tassen **Brennnesseln**
1 Tasse **Petersilie**
1 **Salatgurke**, in Stücke geschnitten
2 **Mangos**, geschält und entkernt
3 Tassen **Wasser**

Ergibt etwa ½ Liter Smoothie

Schwellungsblocker

Brennnessel-Birkenblätter-Gurken-Smoothie mit Avocado

2 Tassen **Brennnesseln**
1 Tasse junge **Birkenblätter**
1 **Salatgurke**, in Stücke geschnitten
1 **Avocado**, geschält und entkernt
3 Tassen **Wasser**

Ergibt etwa ½ Liter Smoothie

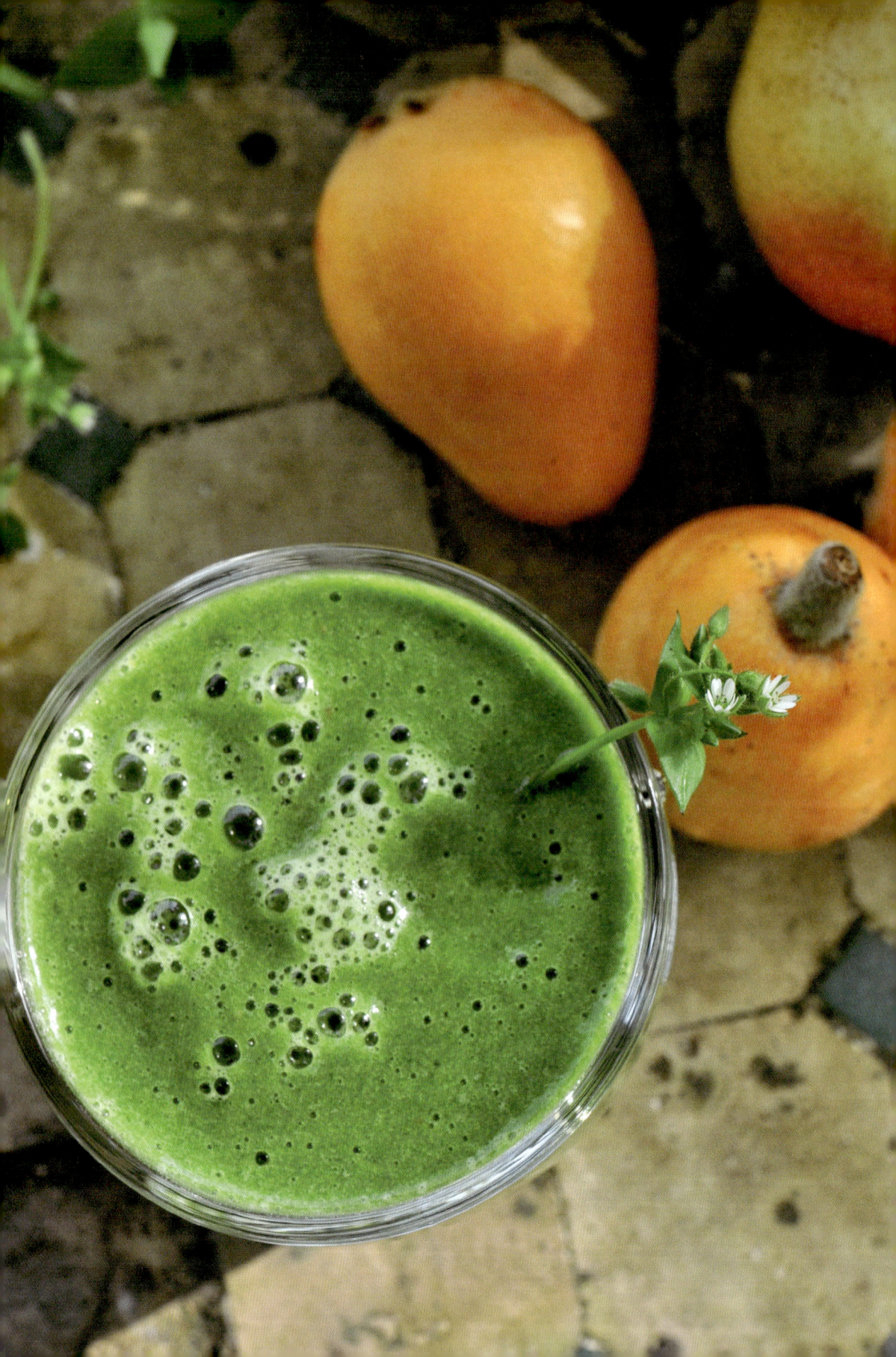

Wasseransammlungen vorbeugen

Brennnessel-Spinat-Gurken-Smoothie mit Banane

2 Tassen **Brennnesseln**
1 Tasse **Spinat**
1 **Salatgurke**, in Stücke geschnitten
2 **Bananen**
3 Tassen **Wasser**

Ergibt etwa ½ Liter Smoothie

Hilfreich in der Menopause

Portulak-Smoothie mit Kaktusfeigen, Erdbeeren und Chiasamen

3 Tassen **Portulakblätter**
4 **Kaktusfeigen**, geschält (Tragen Sie beim Schälen Handschuhe!)
2 Tassen **Erdbeeren**, frisch oder tiefgefroren
1 Esslöffel **Chiasamen**
3 Tassen **Wasser**

Ergibt etwa ½ Liter Smoothie

Hitzewallungen natürlich vorbeugen

Weizengras-Salbei-Smoothie mit Trauben und Cranberrys

2 Tassen **Weizengras**
½ Tasse getrockneter **Salbei**
3 Tassen **Trauben**
1 Tasse **Cranberrys**, frisch oder tiefgefroren
1 **Banane**
3 Tasse **Wasser**

Ergibt etwa ½ Liter Smoothie

(Nashi-)Birnen werden von Nahrungsmittelallergikern
und Kindern gut vertragen. Dem grünen Smoothie
schenken sie ein ganz besonderes Aroma.

Kühlendes Grün gegen Hitzewallungen

Rote-Bete-Grün-Beeren-Smoothie mit Chiasamen

2 Tassen **Rote-Bete-Grün**
2 Tassen **Himbeeren**, frisch oder tiefgefroren
2 Tassen **Erdbeeren**, frisch oder tiefgefroren
1 Esslöffel **Chiasamen**
3 Tassen **Wasser**

Ergibt etwa ½ Liter Smoothie

Linderung bei Hitzewallungen

Grünkohl-Salbei-Smoothie mit Erdbeeren und Trauben

2 Tassen **Grünkohl**, ohne Stiele
4 Zweige frischer **Salbei**
2 Tassen **Erdbeeren**, frisch oder tiefgefroren
2 Tassen **Trauben**
3 Tassen **Wasser**

Ergibt etwa ½ Liter Smoothie

Zahnfleischwohl-Smoothie

Süßkartoffelblätter-Paprika-Smoothie mit Aprikosen, *Aloe vera* und jungen Fichtentrieben

2 Tassen **Süßkartoffelblätter**
1 rote **Paprikaschote**, entkernt
7 **Aprikosen**, ohne Stein
1 Esslöffel junge **Douglasien-** oder **Fichtentriebe**
etwa 2,5 cm frisches *Aloe vera*-**Blatt**, mit Rinde
3 Tassen **Wasser**

Ergibt etwa ½ Liter Smoothie

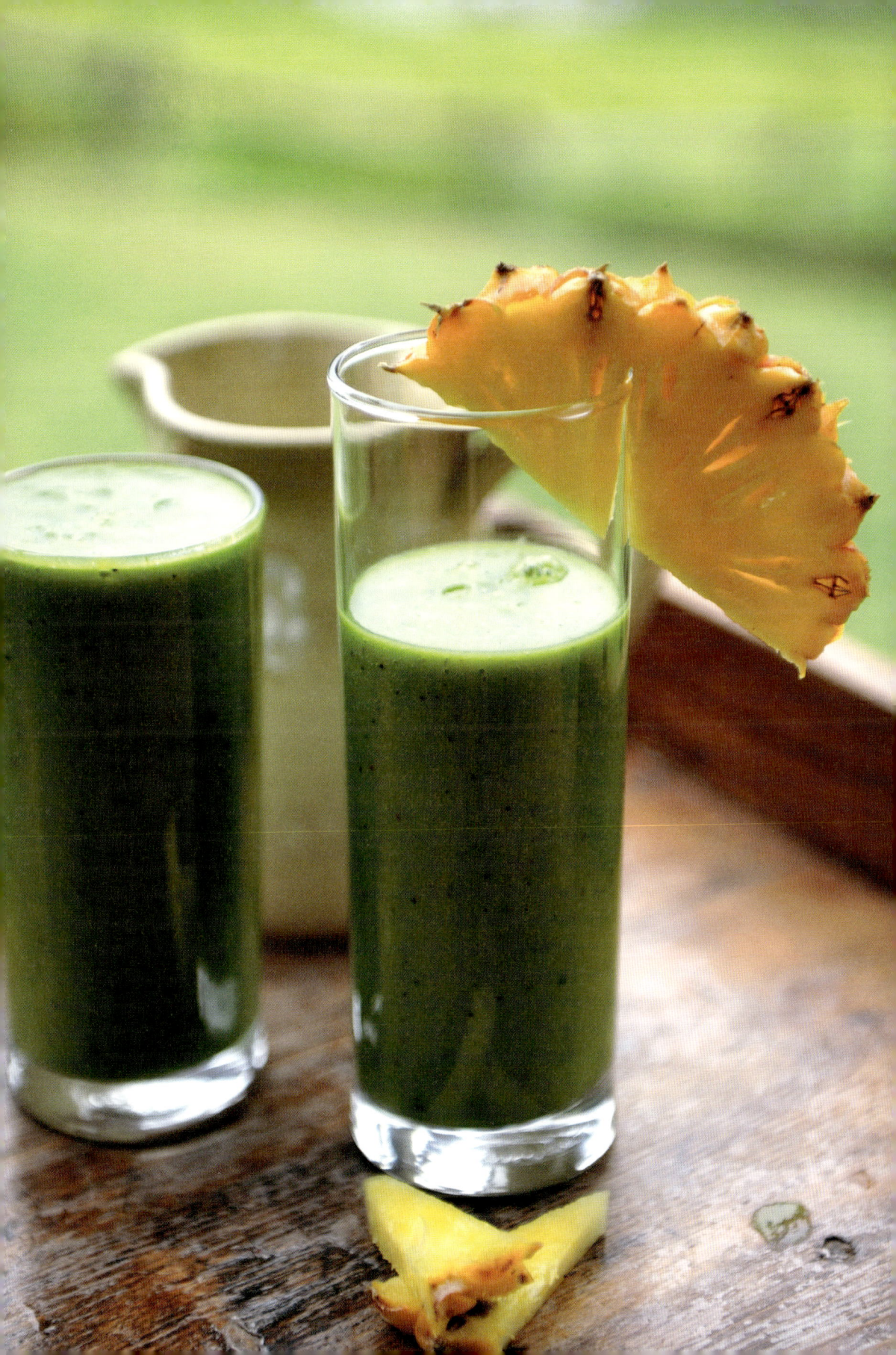

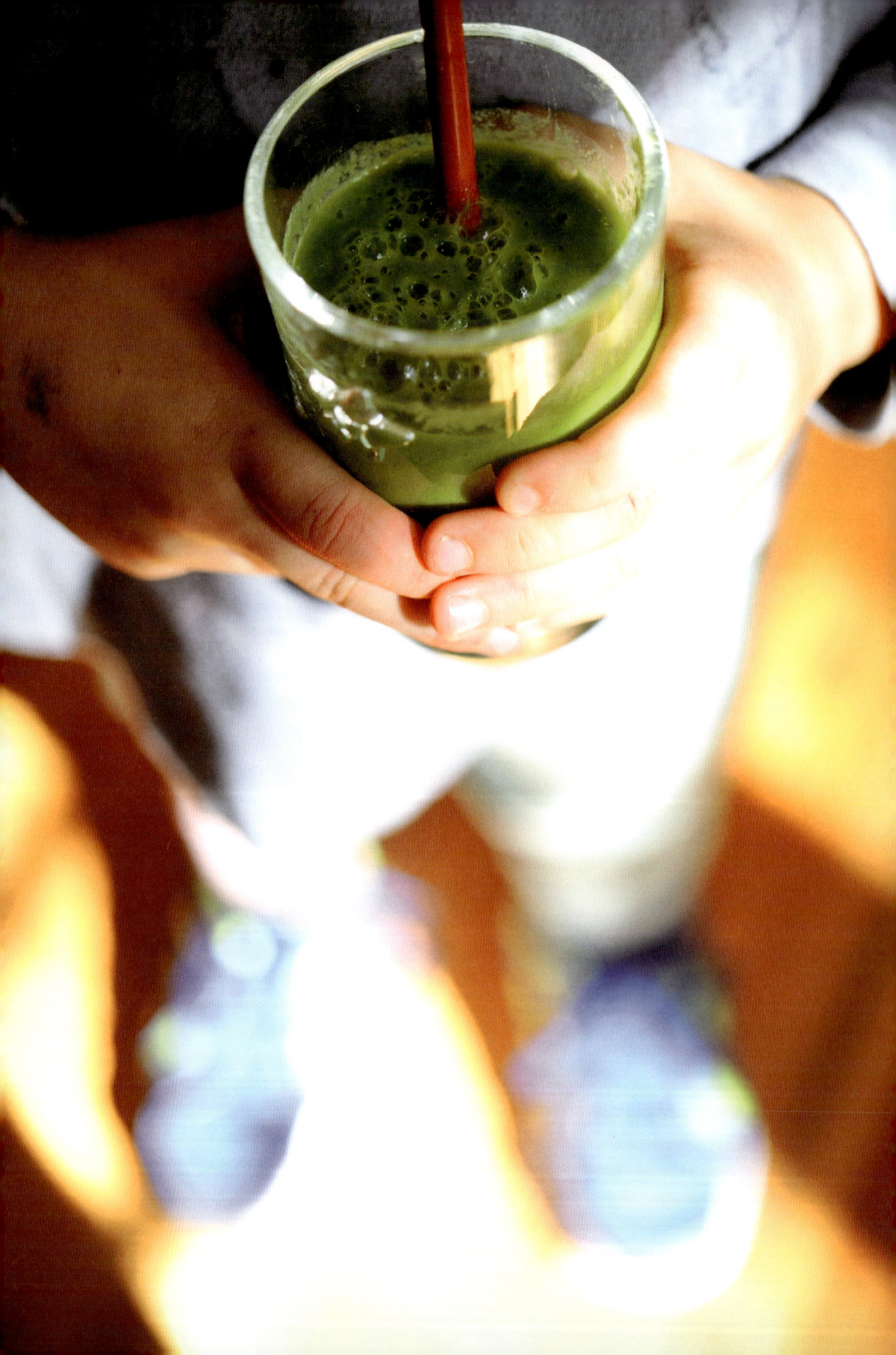

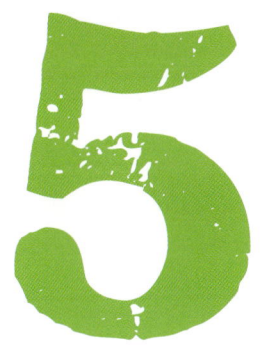

Aus dem Leben gegriffen – Erfahrungsberichte, die Mut machen

Jeder neue Tag ist eine leere Seite im Buch Ihres Lebens. Das Geheimnis des Erfolgs besteht darin, diese Seite mit der bestmöglichen Geschichte zu füllen.
— Douglas Pagels

Schlafapnoe geheilt und fast 30 Kilo abgenommen

Mein Name ist Ng Heng Ghee. Im Jahr 2009 litt ich unter Übergewicht und war gesundheitlich völlig am Ende. Bei einer Körpergröße von 1,79 Meter wog ich 91 Kilo und hatte einen Body-Mass-Index von 29,9. Mein Arzt drückte mir ein Datenblatt in die Hand, auf dem stand, dass mein Idealgewicht bei 70 Kilo liegt.

Zu jener Zeit hatte ich häufig Schwindelanfälle und Gleichgewichtsstörungen. Ich wurde schließlich bettlägerig und war vollkommen verzweifelt. Ich wollte keine Medikamente nehmen und wünschte mir doch so sehr, geheilt zu werden. Also ging ich zu verschiedenen chinesischen Ärzten. Ich kochte regelmäßig traditionelle Kräutermischungen aus und ließ mich in einer Klinik für Traditionelle Chinesische Medizin mit Schwachstrom akupunktieren. Doch nichts half.

Eines Tages ging es mir so schlecht, dass ich schließlich in ein Taxi stieg und mich in die Notaufnahme des nächsten Krankenhauses bringen ließ. Der untersuchende Arzt meinte, es bestünde der Verdacht auf Schlaganfall, und wies mich sofort ein. Im Krankenhaus unterzog man mich zahllosen Tests. Ich sollte auf einer Linie gehen, was ich jedoch nicht schaffte. Ein Neurologe untersuchte meine Augen, meine Reflexe und die Beweglichkeit meiner Gelenke. Sogar eine Computertomografie wurde gemacht. Die Resultate wiesen nicht auf eine bestimmte Erkrankung hin.

Im Krankenhaus schlief ich viel und meine Reflexe wurden allmählich besser, sodass ich wieder aufstehen konnte. Ich blieb drei Tage im Krankenhaus, aber die Ärzte fanden nichts. Sie wollten noch mehr Tests durchführen, aber ich lehnte ab und wollte entlassen werden.

War es Schicksal oder Zufall? Ich weiß es nicht. Als ich wieder zu Hause war, suchte ich im Internet nach Gartenpflanzen, als ich über den Begriff „Rohkost" stolperte. Irgendwie landete ich schließlich auf der Seite von Victoria Boutenkos *Raw Family*. Dort bestellte ich DVDs und Bücher. Ich las eines der Bücher und erfuhr so, dass ein Mann seine Schlafapnoe geheilt hatte, indem er grüne Smoothies trank. Auch ich litt unter Schlafapnoe. Der Arzt, der mich im Krankenhaus untersucht hatte, hatte mir gesagt, dass meine Atmung 27-mal pro Stunde ausgesetzt hätte! Er meinte, es gebe dafür zwei Therapiemöglichkeiten. Die erste sei eine Operation zur Vergrößerung der Luftpassage. Doch die Erfolgsquote läge nur bei 60 Prozent. Die andere Möglichkeit sei, im Schlaf eine CPAP-Maske zu tragen – und zwar für den Rest meines Lebens. Außerdem sagte der Arzt mir, ich müsse unbedingt 10 Kilo abnehmen, bevor man sich an die Operation wagen könne, weil ich zu viel Fett im Hals- und Nackenbereich habe.

„Warum nur 10 Kilo?", fragte ich mich. Ich beschloss, mich nicht operieren zu lassen, und stattdessen meinen Lebensstil zu ändern. Ich fing an, Rohkost aus biologischem Anbau zu verzehren. In der darauffolgenden Woche mixte ich Tomaten, Karotten und Rote Bete in destilliertem Wasser und trank die Mischung jeden Tag. Zu meiner Überraschung fiel mir das Atmen schnell leichter. Ich bekam wieder Luft durch die Nase und fühlte mich viel energiegeladener. Innerhalb eines Monats verlor ich fast 10 Kilo Gewicht und mein Taillenumfang nahm um 10 Zentimeter ab. Das war ein unglaublicher Erfolg für mich, denn ich hatte seit 1997 fast ununterbrochen an Gewicht zugelegt.

Nun war ich auf den Geschmack gekommen. Begeistert sah ich mir alle Videos der *Raw Family* an, las alle Bücher und studierte die Rezepte. Von Anfang an hatten grüne Smoothies und Dörrgemüse bzw. -früchte zu meiner neuen Ernährungsform gehört – und ich fühlte mich immer besser. Innerhalb von vier Monaten hatte ich 25 Kilo verloren. Ich war glücklich und schaute nicht zurück. Heute wiege ich 64 Kilo und mein Body-Mass-Index liegt bei 20,9. Mein Arzt konnte es kaum fassen. Er meinte: „Was auch immer Sie getan haben, um so weit zu kommen, machen Sie unbedingt weiter."

Heng Ghee

Colitis ulcerosa besiegt

Ich werde den Grünen Smoothies für immer dankbar sein, denn sie haben das Leben meiner Enkelin Sara gerettet. Ich bin davon überzeugt, dass Sara heute nicht mehr bei uns wäre, wenn ich damals nicht über Victoria Boutenkos Buch gestolpert wäre.

Sara war vierzehn Jahre alt und litt seit mehreren Monaten unter Darmblutungen. Sie verbrachte deshalb jeden Tag viel Zeit auf der Toilette. Ihr Stuhlgang war fast immer mit hellrotem Blut vermengt.

Auch nach mehreren Arztbesuchen konnte uns niemand sagen, woran das lag. Schließlich stellte man die Diagnose: *Colitis ulcerosa*, chronische Dickdarmentzündung. Sara landete schließlich im Krankenhaus, wo sie Steroide bekam und intravenös mit Glukose ernährt wurde. Doch keine Behandlung konnte Saras Zustand verbessern. Die Ärzte ordneten schließlich an, dass Sara keine feste Nahrung zu sich nehmen solle, um ihren Dickdarm zu entlasten. Erst später brachten wir in Erfahrung, dass dieser Ansatz grundlegend falsch war.

Zu jener Zeit mailte mir eine Freundin einen Artikel über die positiven Auswirkungen von grünem Gemüse zu, den ich an meinen Sohn und meine Schwiegertochter weiterleitete. Einige Tage später kam eine weitere E-Mail: ein Video von einem jungen

Mann, der die gesundheitlichen Vorzüge grüner Smoothies beschrieb. Wieder leitete ich sie an meine Kinder weiter. Mich selbst hatte der Inhalt dieser beiden Mails sehr inspiriert, also begann ich, mir grüne Smoothies zuzubereiten. Wie konnte ich von Sara verlangen, dieses „grüne Gebräu" zu trinken, wenn ich es selbst nicht tat?

Anfangs waren mein Sohn und seine Frau eher skeptisch, vor allem, weil die Ärzte Sara vor grünen Smoothies gewarnt hatten. Sie meinten, sie enthielten viel zu viele Ballaststoffe. Auch das Obst täte ihr angeblich nicht gut. Außerdem war es schier unmöglich, grüne Smoothies ins Krankenhaus zu schmuggeln.

Doch Sara ging es immer noch nicht besser. Sie hatte schon 36 Kilo abgenommen und war sehr schwach. Auch ihr Blutbild verhieß nichts Gutes. Sie war so bleich wie das Papier des Buches, das Sie gerade in Händen halten. Schließlich beschlossen die Ärzte, ihr das Immunsuppressivum *Remicade*® zu geben. Der darin enthaltene Wirkstoff Infliximab kann zu starken Schmerzen führen und hat gefährliche Nebenwirkungen. Daher lehnte mein Sohn dies ab. Saras Arzt aber meinte, er könne ansonsten nichts mehr für sie tun. „Dann können Sie das Mädchen auch gleich mit nach Hause nehmen", meinte ein anderer Arzt. Und genau das taten mein Sohn und meine Schwiegertochter.

Zu Hause fingen sie dann an, Sara grüne Smoothies zu geben. Vom ersten Tag an hörten die Blutungen auf. Sie musste immer noch mehrmals am Tag zur Toilette, aber was für eine Freude! Es war kein Blut im Stuhl zu sehen! Sara trank zweimal täglich grüne Smoothies und die Blutungen kehrten nicht zurück. Sie erholte sich schnell. Heute wiegt Sara 46 Kilo. Sie geht wieder zur Schule und genießt das Leben, wie jeder Teenager es tun sollte. Im nächsten März wird sie sechzehn Jahre alt.

Ich werde bis zu meinem letzten Atemzug überall verkünden, dass grüne Smoothies meiner Enkelin das Leben gerettet haben. Und ich bin unendlich dankbar, dass es grüne Smoothies gibt!

Marlene Smith (Saras Großmutter)

Begeisterte Lehrerin inspiriert ihre Schüler

Im Februar 2013 hatte ich drei gesundheitliche Probleme, für die es keine Erklärung und auch keine Diagnose gab: jeden Morgen verkrustete Augen, starke Schmerzen in den Fingergelenken und einen diffusen Schmerz im ganzen Körper. Darüber war ich erstaunt, denn ich hatte mich immer für eine recht gesunde Dreiundvierzigjährige gehalten. Ich treibe regelmäßig Sport, ernähre mich hauptsächlich von Rohkost und nehme weder Fleisch noch Milchprodukte zu mir.

Und so machte ich mich selbst auf die Suche nach den Ursachen. Ich wollte dieser kuriosen Symptomatik mit natürlichen Heilmitteln zu Leibe rücken. In den

Sommerferien fielen mir Victoria Boutenkos Bücher in die Hände und so begann ich, mir regelmäßig einen grünen Smoothie zum Frühstück zu mixen. Bald war es ein nahezu heiliges Ritual, morgens meinen grünen Zaubertrank zu zelebrieren. Ich wünschte mir so sehr, dass die Schmerzen und die Augenprobleme, unter denen ich seit Februar litt, endlich aufhörten. Und tatsächlich: Innerhalb weniger Wochen waren alle Symptome wie weggeblasen. Ich erzählte meinen ratlosen Ärzten, dass grüne Smoothies mir wirklich geholfen hatten.

Und natürlich trank ich weiterhin grüne Smoothies. Wenn ich auf Reisen bin und keinen grünen Smoothie bekomme, merke ich das sofort. Im Oktober 2013 trank ich meinen üblichen grünen Smoothie und lief den besten Halbmarathon meines Lebens beim *Baltimore Running Festival*. Und zwei Wochen später fuhr ich zum *Cape Cod Marathon* und musste dort ein normales amerikanisches Frühstück zu mir nehmen, das meinen Körper vollkommen durcheinander brachte. Das Resultat war, dass ich beim Laufen ununterbrochen mit Verdauungsproblemen zu kämpfen hatte. Wenn ich jemals wieder auswärts an einem Marathon teilnehme, werde ich meinen Mixer mitnehmen.

Anfang dieses Jahres habe ich in der Schule einen Zuschuss beantragt, damit ich mit meinen Schülern grüne Smoothies zubereiten kann. Ich arbeite an einer High-School in Baltimore. Meine Schüler laufen ständig an diesen Automaten vorbei, in denen irgendwelche fetten oder süßen Snacks stecken. Es ist mir sehr wichtig, dass sie lernen, ihrem jungen Körper alles zu geben, was ein grüner Smoothie liefern kann. Damit sie so gesund werden wie ich.

Linda Wilson

Chronische Bauchspeicheldrüsen-Entzündung mit Chlorophyll kuriert

Mein Name ist Irina, ich bin fünfundvierzig Jahre alt und lebe in Russland. Dank der grünen Smoothies *lebe* ich seit drei Jahren wieder, statt nur noch dahinzuvegetieren. Ich bekam schon in jungen Jahren Probleme mit der Bauchspeicheldrüse. Wie viele andere junge Leute machte ich mir aber keinen Kopf wegen der Schmerzen, da sie ja nur hin und wieder auftraten. Im Jahr 2005 konnte ich sie allerdings nicht länger ignorieren. Ich hatte nach jeder Mahlzeit heftige Schmerzen. Meine Ärzte, die wohl nicht so recht wussten, wie man eine Bauchspeicheldrüsen-Entzündung behandelt und heilt, verschrieben mir Kältepackungen, kurzfristige Fastenkuren und verordneten mir Enzyme.

Ich las und las, weil ich wissen wollte, was in mir vorging, aber zu meinem großen Bedauern fand ich nicht viel Literatur über chronische Bauchspeicheldrüsen-Entzündungen. Mein Zustand verschlechterte sich zunehmend. Ich bekam zusätzlich akute Entzündungen der Magenschleimhaut, der Gallenblase, des Darms und des Zwölffingerdarms und dazu noch ein Magengeschwür. Ich hatte kaum noch Energie, weil mein Körper keine Nährstoffe mehr aufnahm. Alles, was ich essen konnte, waren Haferflocken und gekochtes Gemüse. Und so wurde ich zu einem blassen, müden, apathischen Menschen. Immer öfter beschlich mich der Gedanke, dass der Tod doch auch eine Lösung sein könnte. Meine Tochter litt sehr unter meinem Zustand. Auch sie durchstöberte sämtliche Buchläden, um Informationen zu finden, die mir helfen könnten, aber ohne Erfolg. Doch wie heißt es so schön: Suchet, so werdet ihr finden!

Eines Tages stieß ich auf eine Anzeige, die ein neues Buch anpries: *Die Vitalrohvolution. 12 Schritte zu lebendiger Nahrung*. Ich beschloss schließlich, mich künftig von Rohkost zu ernähren, doch mein Arzt meinte, das würde bei meinem Zustand nie funktionieren. Leider wissen die Ärzte in Russland noch recht wenig über den Einfluss der Ernährung auf die Gesundheit. Und noch weniger über Rohkost. Doch glücklicherweise stieß ich irgendwann im Internet auf Victoria Boutenkos Namen und kaufte ihr Buch *Green for Life*. Darin fand ich die Geschichte einer Frau, die auch Bauchspeicheldrüsen-Probleme gehabt hatte. Sie hatte sie mit grünen Smoothies kuriert. Als ich das las, kamen mir fast die Tränen. Das war meine große Chance!

Im Mai 2011 begann ich, grüne Smoothies zu trinken. In den ersten vier Monaten trank ich sie zweimal täglich, morgens auf nüchternen Magen und am Abend nach der Arbeit. Normalerweise mixte ich jeden Tag zwei bis drei Tassen frisch! Ich verwendete grünen Salat, Staudensellerie und andere grüne Blattgemüse, dazu noch Bananen, Äpfel, Orangen und Wasser. Wenn die Bananen nicht genug Eigensüße hatten, gab ich etwas Honig dazu. Manchmal auch eine Prise Meersalz. Im Sommer nahm ich oft Löwenzahnblätter, im Winter zog ich mir Sonnenblumen- und Erbsensprossen – und schließlich auch Hafer- und Weizengras. Interessanterweise kam mir meine Katze Alice manchmal zuvor und schnabulierte mir das Gras vor der Nase weg.

Sobald ich mit den Smoothies angefangen hatte, konnte ich gesundheitliche Verbesserungen feststellen. Nach zwei Wochen wachte ich morgens auf und merkte, dass etwas anders war als sonst: Ich verspürte nicht mehr den üblichen Appetit auf Süßes! Für mich war das eine enorme Veränderung. Ich war schon immer eine Naschkatze und verzehrte von Kindesbeinen an Unmengen an Süßigkeiten. Keine Lust auf etwas Süßes zu haben, war für mich eine äußerst befreiende Erfahrung.

Meine Bauchspeicheldrüse erholte sich langsam und die Schmerzen ließen nach. Andererseits machten mich die Symptome des Entgiftungsprozesses nervös, und manchmal bekam ich es auch mit der Angst zu tun. Einmal hatte ich ganz tief in meinem Bauch das Gefühl, als würden sich äußerst unangenehm kitzelnde Klumpen durch meinen Darm bewegen. Heute weiß ich, dass das die Würmer waren, die durch das Gras ausgeleitet wurden. Sie mochten das neue basische Umfeld nicht, das durch die Blattsalate entstanden war. Jeden Morgen wachte ich mit einem dicken Belag auf der Zunge auf. Ein weiteres Zeichen, dass mein Körper mit der Reinigung beschäftigt war. Meine Augen juckten stark und meine Augenlider waren geschwollen, doch all das ging recht bald vorüber. Innerhalb weniger Tage erlebte ich, wie meine Energie zurückkehrte. Die Bauchschmerzen verschwanden, meine Stimmung wurde allmählich besser und ich hatte wieder Lust aufs Leben – mehr als je zuvor.

Ich trinke immer noch täglich grüne Smoothies, aber ich esse jetzt auch wieder andere Dinge. Ich habe den weißen Zucker durch Honig und Früchte ersetzt. Frittiertes esse ich nicht mehr und meinen Fettkonsum habe ich drastisch eingeschränkt.

Meine beiden Töchter, die siebenundzwanzig und achtzehn Jahre alt sind, trinken auch grüne Smoothies. Und mein Mann mag sie übrigens auch. Er bittet mich immer, ihm doch „ein paar Ballaststoffe zu mixen". Ich habe zahllose Rezepte für grüne Smoothies ausgedruckt und bringe sie Freunden mit, wenn diese sich dafür interessieren. Die meisten finden meine Geschichte interessant und sind der Meinung, dass ich eine einfache und kostengünstige Lösung für meine Probleme gefunden habe. Dennoch folgen nicht alle meinem Rat. Ich hoffe aber, dass ihnen die grünen Smoothies im Gedächtnis bleiben werden, falls sie eines Tages gesundheitliche Schwierigkeiten bekommen.

Irina Demidova

Nie mehr Gelenkschmerzen und Blutarmut!

Ich komme aus einer Familie, in der fast alle an Arthrose und Diabetes leiden. Ich selbst musste schon Naproxen (ein antirheumatischer Wirkstoff) gegen die Schmerzen nehmen, anfangs nur nachts, wenn ich vor Schmerzen nicht schlafen konnte. Doch im Laufe der Jahre wurde es mehr und mehr. Irgendwann nahm ich diese Tabletten täglich, morgens und abends, wie es mir der Arzt verordnet hatte.

Ohne dass ich es merkte, bekam ich ein Magengeschwür. Eines Tages ging ich mit starken Magenschmerzen zur Arbeit und hielt dort den ganzen Tag durch. Acht Stunden später sprang ich bei mir zu Hause in den Swimmingpool, um meine Schmerzen zu lindern. Doch die Kälte machte alles nur noch schlimmer. Völlig fertig ging ich ins Haus und legte mir eine Wärmflasche auf den Bauch. Ich lag vielleicht zehn Minuten im Bett, als mich ein heftiger Brechreiz überkam. Besorgt lief ich ins Badezimmer. Mein Mann fand mich ohnmächtig auf dem Boden des Badezimmers liegend.

Als ich wieder zu mir kam, war mir schwindlig und ich hatte jede Orientierung verloren. Während mein Mann mich ins Auto schaffte, wurde ich noch zweimal ohnmächtig (Ich wollte keinen Krankenwagen.). Er fuhr in die nächste Notaufnahme und ich bekam dort erneut einen Ohnmachtsanfall. Als ich wieder bei Bewusstsein war, lag ich in einem Bett, umgeben von Krankenschwestern, die damit beschäftigt waren, mich zu entkleiden und mir eine Infusion zu legen.

Ärzte kamen herbeigeeilt und stellten mir und meinem Mann Fragen. Es stellte sich heraus, dass ich eine Magenblutung hatte. Ich verlor fast die Hälfte meines Blutes, bevor die Blutung gestoppt werden konnte. Die nächsten Tage verbrachte ich im Krankenhaus, lehnte jedoch Bluttransfusionen ab. Ich wusste, dass mein Körper genug Blut produzieren konnte. Langsamer vielleicht, aber doch sehr viel wirksamer. Ich kam nach Hause und hielt mich exakt an die Anweisungen der Ärzte, doch die Energie kam nicht zurück. Mein Hämoglobinspiegel stieg zwar um ein paar Punkte an, doch dann fiel er wieder auf den alten Wert ab. Nach zwei Monaten hatte ich einen Hb-Wert von 12 g/dl, was für Frauen die Untergrenze des Normalwerts darstellt. Ich ging wieder arbeiten, fühlte mich aber noch immer sehr erschöpft. Erneut sank der Hb-Wert ab. In den nächsten Monaten versuchte ich, so viel wie möglich zu schlafen.

Eines Tages sah ich eine Werbung für einen Mixer, in der auch von grünen Smoothies die Rede war. Meine Intuition gab mir ein, diesen Mixer im Internet zu bestellen. Erstaunlicherweise fühlte ich mich schon wenige Tage, nachdem ich angefangen hatte, grüne Smoothies zu trinken, sehr viel besser. Innerhalb von zwei Wochen hatte ich wieder genauso viel Energie wie früher und hatte zudem fast fünf Kilo abgenommen.

Heute sind meine Gelenke gesund und mein Blutzuckerspiegel ist stabil. Ich bin fest davon überzeugt, dass die grünen Smoothies mich gerettet haben. Das grüne Mixgetränk schenkte meinem Körper all die Vitalstoffe, die er so dringend brauchte.

Kelly E.

Allergien ade und mehr als 30 Kilo leichter

Mein Leben lang litt ich unter Allergien. Ich hatte ständig mit Symptomen wie Schmerzen, Erschöpfung, Schlaflosigkeit, Reizbarkeit und Nahrungsmittelunverträglichkeiten zu kämpfen. Nachdem ich die Fünfzig überschritten hatte, nahm ich kontinuierlich zu – über 30 Kilo brachte ich am Ende mehr auf die Waage. Ich musste etwas tun, sonst würde ich den Rest meines Lebens krank, müde und ohne jeden Elan sein.

Irgendwie fiel mir *Green for Life* in die Hände, und ich fing an, täglich ungefähr einen Liter grüne Smoothies zu trinken. Zur selben Zeit eröffnete ein veganes Restaurant in unserer Gegend. Mit meinen Freunden besuchte ich dieses Restaurant oft und nahm dadurch regelmäßig gesunde Mahlzeiten zu mir. Dabei hatte ich gar nicht das Gefühl, Diät zu machen. Ich genoss einfach nur meinen täglichen grünen Smoothie und mittags oder abends eine vegetarische Mahlzeit, die meist aus Rohkost bestand. Das Herzstück meiner Ernährung waren aber nun die grünen Smoothies.

Dieser so einfache Genuss veränderte mein ganzes Leben. Innerhalb eines Jahres hatte ich ohne jegliche Anstrengung 18 Kilo abgenommen und meine Allergien suchten mich immer seltener heim. Seitdem habe ich wieder mein Gewicht wie zu College-Zeiten, 57 Kilo. Ich fühle mich dreiundsechzig Jahre jung. Alle meine Freunde sagen mir, wie „jung und strahlend" ich aussehe. Und dann erzähle ich ihnen von *Green for Life* oder schenke ihnen einfach ein Exemplar.

Susan G.

Dem grünen Smoothie sei Dank!

Meine Familie hat vor etwa acht Jahren angefangen, jeden Morgen grüne Smoothies zu trinken. Wie alle anderen Fans der grünen Smoothies hatten auch wir seitdem viele gesundheitliche Vorteile zu verzeichnen. Vor einigen Monaten las ich einige Artikel über die Vorzüge von gefrorenem Weizengrassaft, und so bestellte ich ihn bei einer vertrauenswürdigen Firma. Meine Familie und ich haben angefangen, statt der grünen Smoothies zweimal täglich Weizengrassaft zu trinken. Doch nach kurzer Zeit bekam ich ein Zittern in der rechten Hand. Ich konnte nicht einmal mehr meinen Namen leserlich schreiben. Das Zittern dauerte gut einen Monat an, und ich konnte mir nicht vorstellen, woher es kommen mochte. Eines Tages fragte ich mich, ob mein Körper noch genügend Vitalstoffe bekam, weil ich ja keine grünen Smoothies mehr zu mir nahm. Also fing ich wieder an, grüne Smoothies zu trinken – und innerhalb von ein oder zwei Tagen war das Zittern weg. Ich fühle mich seitdem wieder so gut wie eh und je und ich kann auch wieder mit meinem Namen unterschreiben. Also: Trinken Sie täglich Ihre grünen Smoothies!

D. J.

Darmgesundheit für jedermann

Ich bin Homöopathin und sehe jeden Tag Patienten, die sich sehr ungesund ernähren. Die meisten meiner Ratschläge für eine gesündere Ernährung stoßen leider auf taube Ohren. Nur die Patienten, die unter Verstopfung leiden, sind dafür etwas empfänglicher. Also erzähle ich ihnen von grünen Smoothies. Jeder, der sie tatsächlich probiert, erzählt mir beim nächsten Besuch, wie viel besser seine Verdauung jetzt funktioniert. Und dass sie sich ohne grüne Smoothies wieder verschlechtert. Eines kann ich jedem bestätigen: Schlechte Ernährung führt zu schlechter Verdauung. Ich bin dankbar, ein so schnell wirkendes (und natürliches) Heilmittel für meine Patienten kennengelernt zu haben.

Madeleine Innocent

Homöopathin verordnet grüne Smoothies

Vor einigen Jahren habe ich grüne Smoothies für mich entdeckt. Seitdem bin ich ein unerschütterlicher Smoothie-Fan geworden. Ich experimentiere bei meinen Smoothies gern mit verschiedenen Kräutern und unterschiedlichen Geschmacksrichtungen. Dann bitte ich meine Familie oder Freunde zu erraten, was ich hineingetan habe. Selbst die Skeptiker sind häufig überrascht, wie gut meine grünen Smoothies schmecken.

Als Homöopathin und Colon-Hydro-Therapeutin empfehle ich all meinen Klienten grüne Smoothies. Viele von ihnen haben die immense und sofort einsetzende positive Wirkung der Smoothies am eigenen Leib erfahren. Sie wissen längst, wie viel Spaß es machen kann, sie zu mixen, und wie gut sie schmecken. Manchmal führe ich sogar in meiner Klinik vor, wie man grüne Smoothies macht.

Frances B.

Zu hohen Blutdruck mit grünen Smoothies gesenkt

Mit meinen 62 Jahren fühle ich mich einfach großartig. Ich stecke wie mit zwanzig noch voller Energie. Und das ist meine Geschichte: Ich bin in einer Wissenschaftler-Familie in der Ukraine groß geworden. Meine Mutter war Chemikerin und Dozentin an der Universität, mein Vater Wissenschaftler und Techniker. Als Kind genoss ich es, dass meine Eltern mir alles erklären konnten, was ich wissen wollte. Ich hatte zudem großartige Lehrer und dadurch stets glänzende Noten. All das führte dazu, dass ich mich an der medizinischen Fakultät in Kiew einschreiben konnte. Damals war das wie ein Hauptgewinn, so, als würde man es heutzutage als Schauspieler schaffen, nach Hollywood zu kommen. Als ich mich aufs Examen vorbereitete, lernte ich jeden Tag mit meiner Mutter in ihrem forensischen Labor. Dort sperrte sie mich in den Vorratsraum, damit ich mich besser konzentrieren konnte. Ich lernte stundenlang, umgeben von Unmengen Medikamenten.

Noch an der Uni brachte ich meine älteste Tochter zur Welt. Als ich meine Arbeit als Ärztin aufnahm, war ich nicht nur Kinderärztin, sondern auch junge Mutter. Ich weiß noch, wie enttäuscht ich damals von meinem Beruf war. Obwohl ich an der Universität viel gelernt hatte, litten die Kinder, die ich behandelte, – und auch meine Tochter – dennoch unter den verschiedensten Krankheiten. Bald merkte ich, dass ich nicht mehr als eine Art Postbote war, der Patienten die Rezepte zustellte. Frustriert über mein Unvermögen begann ich, mich mit alternativen Therapien auseinanderzusetzen und freiwillige Patienten damit zu behandeln. Ich brachte den Eltern Akupressur bei, lehrte sie, wie man den Körper abhärtet. Ich erklärte ihnen die Grundsätze moderner Ernährung, zeigte ihnen, wie man Kräuterumschläge und therapeutische Bäder macht. Diese und viele andere ganzheitliche Heilweisen gab ich an die Eltern weiter. Ich richtete sogar eine kleine Bibliothek für Eltern ein und hielt dort immer wieder Vorträge zum Thema „Gesundheit". Meist ging es um „Gesundheit für Sie und Ihr Kind". Die Resultate zeigten sich schnell und waren durchweg positiv. Tatsächlich erfreuten sich meine Patienten bald einer besseren Gesundheit.

Trotz meiner Begeisterung wurde ich wenige Monate, nachdem ich sozusagen als Ärztin „Doppelschichten gefahren" hatte, selbst krank: Ich hatte ständig Kopf- und Rückenschmerzen und bekam schließlich auch noch Bluthochdruck. Zu dieser Zeit fiel mir Paul Braggs Buch *Wunder des Fastens* in die Hände, und ich begann sofort damit, seine Ratschläge selbst anzuwenden.

Im Jahr 1990 zog meine Familie nach Israel, wo ich mich weiterhin für natürliche Heilmethoden einsetzte, was meine Chefs allerdings zum Anlass für diverse Sanktionen gegen mich nahmen. In Israel wurde ich Vegetarierin. Auch Weizen und Milchprodukte ließ ich zunehmend weg. Immer wieder machte ich für kurze Zeit reines Wasserfasten. Als ich anfing, regelmäßig wandern zu gehen, normalisierte sich auch mein Blutdruck.

2008 zogen wir nach Kanada. Dort ging es mir bald wieder gesundheitlich schlechter und mein Bluthochdruck kehrte zurück. Ich litt häufig unter Bronchitis, bekam sogar eine Lungenentzündung – und mein Blutdruck stieg und stieg. Mein Arzt verschrieb mir Medikamente und meinte, damit würde schon alles gut werden. Doch ich wurde nicht gesund. Damals wurde mir klar, dass meinem Körper etwas fehlte. Eines Tages stieß ich im Internet auf ein Video über einen armenischen Heiler, der Victoria Boutenkos grüne Smoothies erwähnte. Ich ging sofort in den russischen Laden in unserer Stadt und kaufte alle ihre Bücher. Gierig verschlang ich ein Buch pro Tag, dann aber nahm ich mir die Zeit, sie noch einmal langsam und gründlich zu lesen. Am Ende der Woche war ich leidenschaftliche Rohköstlerin und fing an, grüne Smoothies zu trinken. Am 12. Oktober 2012 kaufte ich einen neuen Mixer. Er war ziemlich teuer, aber ich glaubte nun einmal, dass grüne Smoothies und rohköstliche Ernährung das fehlende Puzzlestück in meiner Gesundheitsvorsorge waren.

Zu jener Zeit arbeiteten mein Mann und ich als Zeitungszusteller. Wir mussten jeden Morgen um drei Uhr aufstehen und bei jedem Wetter raus. Obwohl wir versuchten, am Abend davor so früh wie möglich ins Bett zu gehen, war es ungeheuer ermüdend, jeden Morgen noch vor der Morgendämmerung aufstehen zu müssen. Und so waren wir immer sehr schläfrig. Bald nachdem wir angefangen hatten, uns rohköstlich zu ernähren, brauchten wir jedoch nicht mehr als fünf Stunden Schlaf, um vollkommen erholt zu sein. Und auch mein Blutdruck normalisierte sich. Sobald mein Mann anfing, grüne Smoothies zu trinken, beschloss er, künftig auf Fleisch zu verzichten. Und ich verlor die fünf Kilo Übergewicht, die ich 26 Jahre lang mit mir herumgetragen hatte.

Seit dieser Zeit war ich nicht einen Tag krank. Und jeder sagt mir, wie jugendlich ich aussehe und wie sehr meine Augen strahlen. Natürlich begann ich bald, alle Freunde und Bekannten zur Rohkost bekehren zu wollen, doch das war viel härter als die eigene Ernährungsumstellung. Ich stellte bald fest, dass es einfacher war, ihnen grüne Smoothies anzubieten. Alle meine Kinder und Enkel lieben Smoothies. Victoria Boutenkos Kinderbücher waren dabei übrigens eine große Hilfe. Manchmal lachen Leute mich auch ganz offen aus, wenn ich von meinem Wundermittel berichte, aber keine Macht der Welt kann mich von diesem so fruchtbaren Weg abbringen.

Alona Ross

Schluss mit dem blauen Dunst!

Es begann 2009, als mein Mann von einem Besuch bei Freunden in Perth, im westlichen Australien, nach Hause kam. Wir hatten mit der Leberreinigung angefangen, und nahmen pulverisierte grüne Blattgemüse mit Probiotika ein. Für mich war das Grünzeug schon mehr als genug, aber mein Mann hatte irgendwo etwas über „grüne Smoothies" aufgeschnappt. Darauf war ich nun gar nicht scharf.

Nichtsdestotrotz besuchte ich zwei Monate später Freunde, die mir einen grünen Smoothie auftischten. Ich bin sehr heikel, was Geschmack und Konsistenz von Nahrungsmitteln angeht. Als ich das Gebräu in der Hand hielt, sagte mir die misstrauische Stimme in meinem Hinterkopf, dass dieses Zeug wie alles Gesunde garantiert scheußlich schmecken müsste. Zu meiner Überraschung mundete mir der Smoothie aber ganz prächtig.

Seitdem trinke ich jeden Tag einen grünen Smoothie und die Ergebnisse können sich sehen lassen. Ich habe in vier Monaten 15 Kilo abgenommen. Ich hatte früher immer Kaffee und Zigaretten zum Frühstück und obwohl ich nach dem Smoothie immer noch meinen Kaffee trinke, ist mir die Lust auf Zigaretten völlig vergangen. Ich gestehe, dass ich stattdessen mittlerweile Appetit auf gesunde Nahrungsmittel habe. Salate lassen mir das Wasser im Mund zusammenlaufen. Das Beste aber ist: Seit ich gesünder bin, lechzt auch alles um mich herum nach Gesundheit. Meine Gedanken, mein Verhalten, alles ist auf Gesundheit ausgerichtet. Wenn jemand mich fragt, wie ich es schaffe, so schlank zu bleiben und dabei auch noch zu strahlen, dann sage ich nur eins: „Grüne Smoothies!" Wenn es etwas gibt, was wirklich jeder für seine Gesundheit tun kann, dann ist es, seine Ernährung täglich durch einen grünen Smoothie zu bereichern. Und offen zu sein für alles, was dann kommt ...

Jodie Marshall

Von Candida und Depressionen geheilt

Ich lernte grüne Smoothies mehr durch Zufall kennen, als ich Victoria Boutenkos Buch in einem Laden sah. Doch es hat buchstäblich mein Leben verändert. Ich war zu jener Zeit ziemlich deprimiert und versuchte verzweifelt, gesünder zu werden. Ich konnte ja nicht wissen, dass grüne Smoothies mein Leben umkrempeln würden. Ich trank zusätzlich zu meiner normalen Ernährung täglich grüne Smoothies. Auf diese Weise gelang es mir, meine Candida-Infektion zu heilen. Und meine Heißhungeranfälle hörten plötzlich auf. Wenn ich morgens einen Smoothie trinke, bekomme ich erst gegen zwei Uhr nachmittags wieder Hunger. Und das vollkommen ohne die gewohnte Gier nach etwas Essbarem. Ich bin den ganzen Tag energiegeladen und habe eine strahlend reine Haut. Mein Haar ist wieder glänzend und auch mein Sehvermögen hat sich verbessert. Obwohl ich fast fünfzig bin, sehe ich zehn Jahre jünger aus, was ich auf die grünen Smoothies zurückführe. Meine Depressionen sind wie weggeblasen und ich sehe die Welt viel positiver als zuvor. Ich teile das Wunder der grünen Smoothies mit so vielen Menschen wie nur möglich.

Susan Nikseresht

Cholesterinspiegel wieder im normalen Bereich

Ich habe Vitamine und Nahrungsergänzungsmittel eingenommen, seit ich denken kann. Das hat wohl mit meinem militärischen Hintergrund zu tun (Ich war früher bei der Marine) und damit, dass ich regelmäßig Sport treibe. Es kam gar nicht so selten vor, dass ich zwischen 100 und 200 Dollar pro Monat dafür ausgegeben habe. Meine letzte Errungenschaft waren sekundäre Pflanzenstoffe. Ein Chemiker extrahierte also die wirksamsten Substanzen aus der jeweiligen Pflanze und machte daraus unter Einwirkung von hohen Temperaturen Pillen oder Kapseln. Damals kam mir zum ersten Mal die Idee, dass das doch eigentlich dumm war. Ich dachte: „Warum spare ich mir nicht den Zwischenhändler und hole mir die Vitalstoffe gleich von der Pflanze?" Doch da gab es ein Problem: Ich hasste Obst und Gemüse über alles. Niemand sah mich je einen Apfel essen oder eine Orange. Und Grünzeug kam mir schon gar nicht auf den Teller. Also schluckte ich weiterhin Nahrungsergänzungsmittel.

Im Jahr 2012 wollte ich eine Lebensversicherung abschließen. Die Versicherung verlangte von mir ein paar Bluttests. Ich erhielt die Befunde im Beisein des Versicherungsvertreters und war schockiert: Gesamtcholesterin 285 mg/dl, HDL 54 mg/dl, LDL 201 mg/dl, Triglyceride 147 mg/dl. An jenem Abend saß ich spätnachts noch vor dem Fernseher und landete irgendwie bei einer Gesundheitssendung, in der grüne Smoothies vorgestellt wurden. Aha, man konnte also Obst und Gemüse zu einem Drink verarbeiten! Das interessierte mich. Konnte ich so vielleicht zwei Fliegen mit einer Klappe schlagen? Ich konnte also meine Abneigung gegen Obst und Gemüse überwinden, indem ich das Grünzeug trank – und zugleich meine Rechnung für Nahrungsergänzungsmittel senken, indem ich die Vitalstoffe direkt aus der Pflanze bezog.

Am nächsten Tag setzte ich mich an den Computer und recherchierte alles, was sich über Mixer herausfinden ließ. Ich sortierte all jene aus, die ich abends noch auf den Verkaufskanälen gesehen hatte, und bestellte einen guten Mixer. Er kam im Januar 2013. Bevor ich nun in den Bio-Laden marschierte, setzte ich mich wieder an den Computer. Auf *YouTube* suchte ich nach Videos zur Zubereitung von grünen Smoothies. Eines der Videos dort war *Green Smoothie Power* von Sergei Boutenko. Das klickte ich an. In diesem Video erhielt ich eine Menge brauchbarer Informationen, z. B., was man vom Genuss grüner Smoothies realistisch erwarten kann, wie wichtig das Mixen war sowie ein oder zwei Rezepte.

Am nächsten Morgen machte ich meinen ersten grünen Smoothie. Und war total begeistert, weil ich damit etwas zu mir nahm, was gut für mich war. Das Erste, was mir auffiel, war, wie gesättigt ich mich danach fühlte. Ich kam den ganzen Tag ohne Essen aus. Erst um 18 Uhr abends nahm ich die nächste Mahlzeit zu mir. Das Nächste, was mir auffiel, war mein Blutdruck: Der diastolische Wert war weit niedriger als sonst. (Ich messe jeden Morgen meinen Blutdruck.) Ich hatte auch keine Verstopfung wie sonst und mein Stuhlgang war viel heller. Am Ende der ersten Woche, in der ich jeden Morgen grüne Smoothies trank, war mein Verlangen nach Zucker wie weggeblasen. In den ersten vier Wochen würzte ich meine grünen Smoothies noch mit Stevia, aber in der fünften Woche war mir die Obst-Gemüse-Mischung schon süß genug. Der reduzierte Zuckerkonsum führte dazu, dass ich mich besser konzentrieren konnte. Der „Nebel" in meinem Kopf hatte sich verzogen.

Drei Monate später ließ ich erneut Bluttests im Labor durchführen, weil ich wissen wollte, welche Veränderungen sich nun zeigen würden. Ich war angenehm überrascht: Gesamtcholesterin 250 mg/dl, HDL 47 mg/dl, LDL 180 mg/dl und Triglyzeride 114 mg/dl. Meine verbesserten Laborwerte motivierten mich, mit dem Experiment fortfahren. Ich besorgte mir ein paar neue Rezepte und verschiedene Sorten grünes Gemüse (Grünkohl, Blattkohl und Mangold). Im September 2013 machte ich den dritten Test: Gesamtcholesterin 231 mg/dl, HDL 43 mg/dl, LDL 168 mg/dl und Triglyzeride 98 mg/dl. Unfassbar! Das Gesamtcholesterin war um 54 Punkte zurückgegangen, das LDL um 33, die Triglyzeride um 49. Cholesterinsenkende Statine haben grünem Gemüse also überhaupt nichts voraus. Der Beweis sind die Laborwerte. Jetzt bin ich ein absoluter Fan von grünen Smoothies und werde sie fest in meinen Lebensstil einbauen.

Matt Leatherwood jr.

Ein Leben ohne Typ-2-Diabetes

Vor etwa zehn Jahren hat man bei mir einen Typ-2-Diabetes festgestellt. Darüber hinaus waren mein Cholesterinspiegel und mein Blutdruck zu hoch. Seitdem musste ich täglich Unmengen von Tabletten schlucken. Aber ich machte mir damals über mögliche Nebenwirkungen keine Sorgen und interessierte mich auch nicht für natürliche Alternativen.

Alle drei Monate ließ ich im Krankenhaus meinen Blutzuckerspiegel bestimmen – und alle drei Monate war er höher als bei der Messung zuvor. Das war kein gutes Zeichen. Schließlich sagte man mir im Frühling 2013, ich müsse künftig stärkere Medikamente nehmen. Dieses Mal fragte ich die Krankenschwester nach möglichen Nebenwirkungen. Und sie redete nicht lange um den heißen Brei herum: Ich würde erheblich an Gewicht zulegen. Ohne darüber nachzudenken sagte ich ihr, dass ich keine Medikamente nehmen würde, die zu einer Gewichtszunahme führen, da dies bei Diabetikern als ausgesprochen gefährlich gilt. Ich war wütend und wollte erst einmal über meine Situation nachdenken. Also bat ich um einen neuen Termin in drei Monaten und verließ das Krankenhaus ohne neue Medikamente.

Vor der Krankenschwester war ich zwar recht mutig gewesen, doch als ich nach Hause kam, war ich wirklich tieftraurig. Ehrlich gesagt hatte ich nicht die leiseste Ahnung, wie ich eine Lösung für meine gesundheitlichen Probleme finden sollte. Ich beschloss, Simone anzurufen, meine Yogalehrerin, die sehr gesundheitsbewusst lebte. Sie war außerdem noch ausgebildete Fußreflexzonentherapeutin, und so bat ich sie um Hilfe. Nach der Massagetherapie drückte Simone mir ein Buch in die Hand, in dem es darum ging, wie man sein Leben verlängern konnte, indem man auf schnell verfügbare Kohlehydrate verzichtete und sie durch Obst, Gemüse und Vollkornprodukte ersetzte. Kurz gesagt: Statt Brot und Nudeln massenhaft Gemüse.

Drei Monate später ging ich wieder ins Krankenhaus zur Bestimmung meines Blutzuckerspiegels. Ich werde nie den Ausdruck auf dem Gesicht der Krankenschwester vergessen, als sie mir meine Resultate vorlas: Mein Blutzuckerspiegel war um einen ganzen Punkt gesunken! Die Schwester war überrascht und wollte wissen, wie ich mich jetzt ernährte. Ich erzählte ihr die ganze Geschichte. Denn nicht nur mein Blutzucker hatte sich verbessert, auch Blutdruck und Cholesterinspiegel waren deutlich gesunken. Mit diesen Werten musste ich gar keine Medikamente mehr nehmen. Als ich an jenem Tag nach Hause ging, trällerte ich auf dem ganzen Weg fröhlich vor mich hin!

Als Simone dann ihren Grüne-Smoothies-Workshop machte, musste sie mich erst gar nicht davon überzeugen. Mich gesund zu ernähren war mir mittlerweile zur zweiten Natur geworden und die Smoothies waren eine so schmackhafte Ergänzung zu den vielen Salaten, die ich jeden Tag aß, dass ich niemals Nein gesagt hätte. Ich fand Smoothies einfach toll! Schließlich kaufte ich mir einen guten Mixer und machte mir täglich Smoothies. Heute trinke ich einen grünen Smoothie am Morgen und einen am Abend.

Ich musste nur noch einmal ins Krankenhaus. Die Krankenschwester überprüfte meinen Blutzuckerspiegel, der wieder um einen ganzen Punkt gesunken war. Das hieß: Schluss mit den Medikamenten! Endlich! Ich fühlte mich wie befreit. Mittlerweile bin ich süchtig nach grünen Smoothies. Ich nehme meinen Mixer sogar mit in den Urlaub. Ein zusätzliches Geschenk war, dass ich über acht Kilo abgespeckt habe und jetzt wieder voller Energie bin, voller Leben.

Ineke Marijnissen-van der Molen

In drei Tagen von starken Magenschmerzen geheilt

Nachdem ich mein fünftes Kind auf die Welt gebracht hatte, nahm ich stark zu und fühlte mich immer schlechter. Ich hatte ständig Magenschmerzen und wusste nicht, woher sie kamen. Ein Jahr lang machte mein Gastroenterologe eine Untersuchung nach der anderen: Ultraschall des Bauchraumes, Computertomografie, Endoskopie, ja sogar nuklearmedizinische Tests. Er fand absolut nichts, was für diese Schmerzen hätte verantwortlich sein können. Irgendwann war ich es leid, zum Arzt zu gehen, und fing selbst an zu recherchieren. Dabei stieß ich auf Victoria Boutenkos Bücher, die ich eins nach dem anderen verschlang. Ich hatte nie die Zeit, das Essen für mich und meine Familie getrennt zuzubereiten. Mit den grünen Smoothies war das etwas ganz Anderes. Ich konnte morgens eine große Portion machen und die Flüssigkeit im Glasbehälter aufbewahren. Auf diese Weise konnte ich sie über den Tag verteilt trinken.

Innerhalb von drei Tagen fühlte ich mich besser. Beeindruckt von meinen Fort-schritten fingen auch mein Mann und meine Tochter an, grüne Smoothies zu trinken. Alle meine Bekannten fragten mich schließlich, wie ich es denn bloß anstellte, so viel Gewicht zu verlieren. Und ich erzählte ihnen von meinen grünen Smoothies. Mittler-weile leide ich nicht mehr unter Blutarmut, Verstopfung oder anderen Verdauungs-problemen, die kein Arzt in den Griff bekommt. Wenn ich grüne Smoothies trinke, habe ich mehr Energie. Heute habe ich ein stärkeres Verlangen nach Gemüse als nach Süßigkeiten oder Fast Food.

A. R.

Gesundheit statt chronischer Migräne

Ich entdeckte grüne Smoothies im Frühling 2009, als meine Gesundheit sich rapide verschlechterte. Ich kam damals zu dem Schluss, dass meine Ärzte meinen Zustand mit den verordneten Medikamenten nur noch verschlimmerten. Ich litt unter einer starken Refluxösophagitis (Sodbrennen), Darmproblemen und chronischer Migräne. Darüber hinaus hatte ich mindestens zweimal pro Woche Blut im Stuhl und entwickelte eine ganze Reihe von Allergien. Ich ließ sogar eine komplette Krebsvorsorgeuntersuchung durchführen, weil ich mich so schlecht fühlte und der ständige Blutverlust mich erschreckte. Diese Symptome waren nicht über Nacht gekommen, sondern hatten sich über mehrere Jahre hinweg entwickelt. Kaum zu glauben, dass ich als Teenager und in meinen Zwanzigern aktiv und fit gewesen war. Ich war Kampfsportler und dachte immer, ich verstünde etwas von Ernährung.

Als ich aber dreißig wurde (Heute bin ich fünfundvierzig.), veränderte sich mein Leben. Ich hatte einen eigenen Versandhandel, klebte förmlich am Computer und legte über die folgenden Jahre ordentlich zu: von gesunden 80 Kilo auf speckige 105 Kilo. In der Rückschau wird mir klar, dass ich wegen meiner Migräne und der ständigen Bauchschmerzen in eine Abhängigkeit von Schmerzmitteln hineingerutscht war. Ich trank und rauchte viel, wenn ich in Gesellschaft war, und hatte keine Probleme, auf chemische Entspannungsdrogen zurückzugreifen, um den Stress zu bewältigen. Natürlich verschlechterte sich mit der Bewegungsarmut auch meine Ernährung. Ich nahm fast nur Fast Food, Zucker und Alkohol zu mir. Im Grunde eine typische gesundheitliche Midlife-Crisis, wie sie viele Männer heutzutage erleben.

Ich begann, mich wieder um meine Gesundheit zu kümmern, nachdem ich bei einem Treffen mit Freunden plötzlich Herzrasen bekommen hatte. Ich redete mit niemandem darüber, aber in den Nächten danach lag ich wach und dachte übers Sterben nach. Ich hatte mein Vertrauen in die Medizin ziemlich verloren. Meine Ärzte kümmerten sich um gar nichts, und alles, was man mir verschrieb, schien meine Probleme nur zu verschlimmern. Also fing ich an, im Internet zu recherchieren und Bücher zu lesen. Bei der Suche vertraute ich ganz auf meine Intuition. Bald stieß ich auf die Rohköstler-Community, die online stark vertreten ist, aber damals erschien mir all das noch viel zu radikal.

Dann entdeckte ich bei *YouTube* ein Video von Victoria Boutenko, die darüber berichtete, wie ihre Familie mit grünen Smoothies gesund geworden war. Ihre Geschichte hörte sich in vielerlei Hinsicht genauso an wie meine. Sie erinnerte mich auch an meine Mutter, die unter Lupus (Schmetterlingsflechte) und Asthma gelitten hatte. Sie hatte zwanzig Jahre lang Medikamente genommen, und ich hatte Angst, dass sie bald sterben könnte. Victoria Boutenko inspirierte mich wirklich. Schon am nächsten Morgen ging ich los und kaufte mir einen billigen Mixer.

Die Idee, durch Trinken dem Körper so viel Rohkost wie möglich zuzuführen, schien mir einleuchtend. Ich fragte mich sogar, warum ich nicht selbst darauf gekommen war, denn ich hatte mich schon mein Leben lang für Naturkunde und Biologie interessiert. (In meiner Freizeit fotografiere ich Wildtiere.) Ich wusste immer schon, dass die Natur alle Antworten für uns bereithält. Und ich war überzeugt davon, dass meine Krankheit damit zu tun hatte, dass ich meinen Körper mit unnatürlichen Produkten und Nahrungsmitteln (eher Giften) vollgestopft hatte, die er gar nicht verarbeiten konnte.

Meine erste Woche mit grünen Smoothies hatte daher nur ein Ziel: Ich wollte so viel Grünzeug wie möglich in meinen Körper bekommen. Ich verarbeitete Unmengen Spinat, Grünkohl, Staudensellerie und dazu jeweils eine Banane, etwas Zitronensaft und ein wenig Ingwerwurzel. In der ersten Stunde nach dem Aufstehen trank ich zwei Liter grüne Smoothies. Ich muss zugeben, dass ich eine Zeit lang brauchte, um mich an den Geschmack zu gewöhnen, doch innerhalb von zehn Tagen bemerkte ich, dass meine Verdauung sich enorm verbessert hatte. Und ich nahm fast fünf Kilo ab. Ich spürte förmlich, wie mein Körper sich selbst reparierte. Schon nach zwei bis drei Wochen hörte ich von den Leuten in meinem Umfeld nur positive Kommentare über mein Aussehen. Mittlerweile hatte ich ständig Appetit auf grüne Smoothies und gute, natürliche Nahrungsmittel. Außerdem hatte ich angefangen, Weizengras anzubauen, um es selbst zu entsaften. Das kann ich übrigens nur empfehlen.

Ich las alles über gesunde Ernährung, was ich in die Finger bekommen konnte. Am meisten interessierte ich mich aber für Wildpflanzen. Ich hörte auf, ausschließlich gekochte Nahrung zu verzehren, und stellte auf eine zu 80 Prozent rohköstliche Ernährung um. Des Weiteren unterzog ich mein Haus einer Generalinspektion und warf alle Chemikalien hinaus, die ich früher für unverzichtbar gehalten hatte. Fünf Jahre später waren alle meine körperlichen Beschwerden verschwunden. Ich brauche keine Medikamente mehr. Keinen Alkohol. Und auch keine anderen Drogen. Ich wiege heute gesunde 81 Kilo und mein Leben hat sich in jeder Hinsicht verbessert.

Das war mir auch äußerlich anzusehen und so fragten mich die Leute immer wieder, wie ich das denn geschafft hätte. Und ich sagte ihnen, dass ich ganz langsam mit grünen Smoothies angefangen und dann allmählich meine gesamte Ernährung umgestellt hätte. Alle, die es ausprobieren, erzielen fantastische Resultate, genau wie ich. Das Beste aber ist: Meine siebzigjährige Mutter hat sich von ihren eingefahrenen Gewohnheiten verabschiedet und trinkt nun auch jeden Morgen einen grünen Smoothie mit mir. Ihre gesundheitlichen Resultate sind wohl am erstaunlichsten: Ihre Schmetterlingsflechte ist fast völlig verschwunden und ebenso ihr Asthma. Obwohl sie immer noch einige Medikamente nehmen muss, konnte sie die meisten doch weglassen. Sie ist ausgesprochen aktiv, auf jeden Fall die gesündeste siebzigjährige Dame, die ich kenne. Und sie predigt die Vorteile ihrer Ernährung jedem, der es hören will.

Grüne Smoothies und gute, natürliche Lebensmittel haben mein Leben und das meiner Mutter gerettet. Ich weiß, das hört sich sehr pathetisch an, aber ich stehe dazu. Meine Reise hat gerade erst begonnen. Ich freue mich auf den Rest meines Lebens voller Vitalität und frei von Krankheiten. Dieses grundlegende Wissen sollte man an allen Schulen lehren. Unsere Gesellschaft wäre eine bessere, wenn jeder von uns gesund wäre und im Einklang mit der Natur leben würde – statt gegen sie.
John Hodges

Ekzeme und Asthma verschwunden

Ich fange jeden Tag mit einem großen grünen Smoothie an und würde ihn nie durch Toast oder Cornflakes ersetzen. Und das hat Gründe:

Als ich etwa zwanzig war, verschlechterte sich meine Gesundheit nahezu über Nacht. Das Ekzem, das ich schon als Kind hatte, wurde plötzlich schlimmer. Duschen wurde für mich zum Albtraum. Alle Lotionen, die man mir verschrieb, verdeckten meist nur die Symptome oder brachten keine Linderung. Ich dachte, ich müsste mein ganzes Leben lang mit ihnen zubringen. Zusätzlich entwickelte ich einen allergischen Katarrh und Asthma. Ich schlief schlecht und konnte mich kaum konzentrieren, arbeiten oder auch nur die simpelsten alltäglichen Aufgaben erledigen.

Inhalationen, Nasensprays und Lotionen halfen immer nur für eine gewisse Zeit und verloren dann ihre Wirkung. Außerdem hatten sie fast immer gravierende Nebenwirkungen wie Nasenbluten, Herzjagen und einen quälenden Husten. Häufig war ich total niedergeschlagen. Diese Depressionen verschlimmerten meine Asthmaanfälle und Hautentzündungen aber zusätzlich.

Damals kochte ich einmal am Tag, meist ein Gericht aus Gemüse, Getreide, Nudeln und gelegentlich Geflügel oder Fisch. Den Rest des Tages aß ich Schokolade, Kuchen, Milch, Käse, Brot, Cornflakes und Pizza. Erst als ich allmählich Sodbrennen und Verdauungsprobleme bekam, gestand ich mir ein, dass ich an meiner Ernährung etwas ändern müsste. Zunächst hörte ich auf, industriell verarbeitete Nahrung zu essen. Und ich setzte meine Medikamente ab, die ohnehin nicht mehr wirkten. Mein Mann und ich fingen an, uns vegan zu ernähren. Dadurch verbesserte sich meine Gesundheit wenigstens etwas, doch Gesicht, Hals und Hände waren noch immer von schmerzhaften entzündlichen Stellen übersät. Und meine Asthma-Anfälle wurden zwar seltener, waren aber immer noch äußerst qualvoll.

Mir war klar, dass meine Ernährung meinen Bedürfnissen noch immer nicht entsprach. Irgendwann kam ich dahinter, dass Kochen viele Vitalstoffe in Lebensmitteln zerstört. Aber dass allein die Tatsache, ob man gekochte oder rohe Nahrungsmittel verzehrt, einen so entscheidenden Einfluss auf die Gesundheit haben konnte, war mir immer noch nicht bewusst. Schließlich hörte ich von Rohkosternährung und dass sie bei den unterschiedlichsten gesundheitlichen Problemen schon beste Ergebnisse erzielt hatte. Das interessierte mich. Ich fing an, online nach Rezepten zu suchen. Ich konnte fast nicht glauben, wie lecker rohe Mahlzeiten aussehen konnten, ja wie ansprechend diese Art der Ernährung tatsächlich war. Da dämmerte es mir, dass mein Körper buchstäblich nach rohköstlichen Lebensmitteln hungerte, und ich konnte nicht mehr weitermachen wie bisher. Ich wollte etwas verändern.

Sobald ich anfing, grüne Smoothies zu trinken, besserte sich mein Ekzem schnell. Ich konnte leichter atmen, obwohl ich bei anderen Mahlzeiten durchaus noch Brot oder Getreideflocken verzehrte. Jedenfalls musste ich nicht mehr nach Luft ringen. Auch meine Haut verbesserte sich und gewann ihre alte Elastizität zurück. Ich hatte keine schmerzhaften Risse mehr und keine entzündeten roten Stellen.

Bevor ich grüne Smoothies zu trinken begann, hatte ich nur wenig Obst bzw. grünes Blattgemüse in roher Form gegessen. Nach dem Genuss von Obst hatte ich häufig Sodbrennen und Blähungen. Das kam allerdings, wie ich später erfuhr, von schlechter Ernährung und Verdauung, was sich bei mir dank der grünen Smoothies verändert hatte. Meine Verdauung hat sich enorm verbessert. In meinem ganzen Leben konnte ich noch nie so viele rohe Früchte und grüne Blätter essen wie jetzt. Heute, im Alter von achtundzwanzig Jahren, habe ich mehr Energie als je zuvor. Schokolade und Kuchen, das waren meine Suchtmittel. Jetzt habe ich darauf gar keinen Appetit mehr. Mein Geist ist klar und ich bin ganz ruhig.

Nach etwa drei Monaten stellten mein Mann und ich schließlich auf eine hundert-prozentig rohköstliche Ernährung um. Meist trinken wir zweimal am Tag Smoothies, weil sie so nahrhaft sind. Wir sind danach für Stunden satt. Nach solch einer Smoo-thie-Mahlzeit sind wir nie müde oder lethargisch, wie es uns häufig passierte, als wir noch gekochte Nahrung verzehrten. Ganz im Gegenteil, ich kann förmlich spüren, wie die Lebensenergie dieser Nahrung durch meinen Körper fließt. Und sie heilt! Während alle um uns herum mit Erkältungen zu kämpfen haben, geht es mir und meinem Mann bestens! Ich habe die Verantwortung für meine Gesundheit in die eigenen Hände ge-nommen und die Entscheidung gefällt, sie auf die höchstmögliche Ebene zu bringen. Jetzt weiß ich, dass mein Leben so sein wird, wie ich es mir vorstelle.

Karmen Bogatinovski

Endlich ohne Ekzem leben

Ich hielt mich immer für einen recht gesunden Menschen. Ich aß nur biologisch-organische Nahrungsmittel, trieb regelmäßig Sport und schlief gut. Ich fand, mein Leben war wunderbar und meine Gesundheit auch. Abgesehen von meinen Händen.

Ich hatte ein kleines Ekzem, das unterhalb des Ringfingers begann. Dann aber breitete es sich innerhalb weniger Jahre über beide Hände aus. Und es tat schrecklich weh! Ich hatte juckende, offene Stellen und konnte nicht aufhören zu kratzen, bis sie bluteten. Die offene Wunde war wenigstens nicht so schlimm wie das ewige Jucken. Ich konnte nachts nicht mehr schlafen, weil meine Hände ständig juckten. Der Hautarzt verschrieb mir eine Kortisonsalbe. Als ich sie auftrug, hörte das Jucken an den Händen auf, doch die Bläschen wanderten einfach weiter hoch und bedeckten nun auch die Arme. Ich ging zu einem Naturheilkundler, der mir homöopathische Mittel gab. Die haben mir aber überhaupt nicht geholfen.

Eines Tages bot mir ein Freund einen grünen Smoothie an. Er schmeckte so gut, dass ich mir seitdem regelmäßig grüne Smoothies zubereite. Der Zustand meiner Hände hat sich erheblich verbessert. Ich musste mein Leben gar nicht großartig umstellen, ich nahm einfach nur grüne Smoothies in meine Ernährung auf. Das war der Beginn einer langen Reise, die schließlich zur Wiedererlangung meiner Gesundheit führte. Ich fing schließlich an, weitgehend vegan zu essen, und genehmigte mir nur hin und wieder ein Stück Fisch. Die grünen Smoothies haben mich gerettet. Dabei wusste ich gar nicht, dass ich sie brauchte!

Heute ist mir klar, dass das Ekzem an der Hand ein Warnzeichen war. Hätte ich nicht angefangen, grüne Smoothies zu trinken, hätte mir gesundheitlich noch viel Schlimmeres passieren können. Als Mutter von drei kleinen Kindern kann ich mir solche gesundheitlichen Probleme nicht leisten. Und gibt es denn einen besseren Weg, die nötigen Vitalstoffe zu bekommen, als durch diese köstlichen, erfrischenden Smoothies? Sogar meine Kinder lieben sie!

Amber Wild

Wie Kinder lernen, Grünzeug zu mögen

Grüne Smoothies sind nicht nur gut für unsere Gesundheit, sie sind auch eine praktische Hilfe, um grüne Blattgemüse in die tägliche Ernährung zu integrieren.

Es ist heutzutage superleicht, Früchte und Gemüse in einen Mixer zu geben und zu einem leckeren Drink zu verarbeiten, der dem Körper alle erdenklichen Vitalstoffe schenkt – vor allem Chlorophyll, das man als „flüssiges Sonnenlicht" bezeichnen könnte. Bevor Victoria Boutenko 2004 anfing, mit grünen Drinks zu experimentieren, hatte sich noch nie jemand ernsthaft darüber Gedanken gemacht. Die Menschen aßen zwar alle möglichen grünen Blattgemüsesorten, aber höchstens in Salaten. Im Januar 2011 hatte ich gerade Ann Wigmores Bücher über rohe, lebendige Nahrung gelesen und fragte mich, ob es denn außer Weizengras, Mandelmilch, Nuss- und Samenkäse sowie Sprossen noch irgendetwas Rohköstliches geben könnte, das bis dahin noch unentdeckt war. Dann sah ich Victorias Video und mir wurde klar, dass Obst und grünes Blattgemüse eine wunderbare, natürliche Mischung sind und dass grüne Smoothies ein ganz wesentlicher Beitrag zum Thema „lebendige Nahrung" sind.

Sobald ich einen geeigneten Mixer hatte, genoss ich das Experimentieren mit den unterschiedlichsten Geschmacksrichtungen. Ich verwendete verschiedene grüne Blattgemüsesorten aus meinem eigenen biologisch-organisch bewirtschafteten Garten. Auf diese Weise nahm ich 70 Prozent mehr grünes Blattgemüse zu mir als vor meiner Entdeckung der grünen Smoothies.

Meine Entscheidung, von nun an grüne Smoothies zu trinken, hatte nichts mit gesundheitlichen Problemen zu tun. Ich bin topfit und weiß glücklicherweise gar nicht, was es bedeutet, krank zu sein. Ich habe noch nie Medikamente genommen. Meine Familie und ich haben angefangen, grüne Smoothies zu trinken, weil wir davon überzeugt sind, dass grünes Blattgemüse für unsere Gesundheit viel wichtiger ist, als wir dachten.

Ich habe danach keine großartige Veränderung an meinem Gesundheitszustand bemerkt, eher in meinem Denken. Mehr und mehr fing ich an, alles aus einer übergeordneten Perspektive zu sehen – und fand plötzlich Lösungen, an die ich nie zuvor gedacht hätte. Ich nahm neue, komplexe Projekte in Angriff, indem ich sie mir zunächst bildlich vorstellte. Meine Kreativität steigerte sich geradezu explosionsartig. Vor allem aber hat sich meine altruistische Haltung vertieft. Ich habe plötzlich das Bedürfnis, Projekte anzukurbeln und weiterzuentwickeln, die anderen Menschen zugutekommen, vor allem Kindern. Können dafür wirklich die grünen Smoothies der Auslöser sein? Meiner persönlichen Erfahrung entsprechend kann ich diese Frage mit einem eindeutigen Ja beantworten.

Ich glaube, der beste Weg, die Welt zu verändern und die Menschen gesunden zu lassen, besteht darin, unsere Kinder zu lehren, von Anfang an die richtigen Entscheidungen zu treffen. Ich bin Lehrerin und begeisterte Bio-Gärtnerin, daher habe ich ein Projekt in Rumänien initiiert, das sich „Copilul Verde" (Grünes Kind) nennt. Ich arbeite dort mit Kindern zwischen vier und sechs Jahren und bringe ihnen bei, was gesundes Leben bedeutet. Zwischen den Unterrichtsstunden und Workshops bereiten wir frische Säfte, Salate und Desserts zu. Unsere Teller dekorieren wir mit lustigen Tierfiguren. Wir nutzen zum Beispiel Dörrgeräte und bringen Samen zum Keimen. Dieses Lernen durch Erfahrung führte zu fantastischen Resultaten, meine kleinen Schüler sind richtig glücklich damit. Sie gehen nach dem Unterricht nach Hause und bitten ihre Eltern, doch mehr grünes Blattgemüse auf den Tisch zu bringen. Oder sie bitten sie darum, grüne Smoothies zu machen.

Ich habe so viele spannende Ideen, wie man Kinder überzeugen kann, mehr Rohkost zu essen, dass meine Unterrichtsstunden immer zu einer 75-minütigen Show ausarten, die die Kinder gar nicht mehr verlassen wollen. Und all das hat mit grünen Smoothies angefangen. Heute sehe ich grünes Blattgemüse aus einem ganz anderen Blickwinkel: Ich sehe die Sonne in ihnen.

Luminita Alexandru

Meine Fettleber hat sich zurückgebildet

Ich bin eine Kämpfernatur. Ich fing meine Wellness-Tour an, als mein Arzt mir sagte, dass meine Leber erhöhte Fetteinlagerungen aufweise. Und er warf mir vor, Alkoholikerin zu sein, obwohl ich kaum Alkohol trinke. Zu Hause recherchierte ich, was eine „Fettleber" ist. Danach fragte ich mich entsetzt, wie ich zu so etwas gekommen sein konnte. Ich besorgte mir mehrere Bücher über Leberreinigung und startete meinen eigenen Blog. Dadurch lernte ich viel über Wellness und körperliches Wohlbefinden – z. B., wie wichtig es ist, kein Übergewicht zu haben, vor allem, wenn sich das Fett rund um die Organe anlagert. Ich bin 57 Jahre alt, also hatte sich bei mir schon einiges an Fett angesammelt. Verstehen Sie mich nicht falsch, ich bin nicht dick. Ich treibe regelmäßig Sport und sehe für mein Alter noch recht gut aus. Doch diese Fettlebergeschichte brachte mich zum Nachdenken darüber, wie lange ich noch leben wollte, und zwar sehr intensiv.

Es fiel mir nicht schwer, meine Ernährung umzustellen, doch ich verlor trotzdem kein Gewicht, vor allem nicht am Rumpf. Dann entdeckte ich grüne Smoothies und war sofort süchtig danach. So viel Geschmack in einem einfachen Drink mit Zitrone, Spinat und Obst. Ich fand heraus, dass Zitrone und Spinat für die Leber besonders gut sind. Drei Jahre nach meiner Ernährungsumstellung ließ ich erneut einen Bluttest machen, und siehe da: Alle Werte waren bestens und auch meine Augen waren super.

Noch heute trinke ich meinen grünen Smoothie zum Frühstück. Meine Ernährung ist sehr viel einfacher geworden. Beinahe alles, was ich esse, ist frisch. Und industriell verarbeitete Nahrung nehme ich fast gar nicht mehr zu mir. Ich habe fast sieben Kilo abgenommen – und das sind noch lange nicht alle Vorteile und positiven Veränderungen, die sich durch die grünen Smoothies in meinem Leben eingestellt haben.

Kaye Hillis

Keine Angst mehr vor dem Älterwerden!

Ich wusste, dass es einen besseren Weg geben musste zu altern. Um mich herum sah ich unzählige ältere Menschen, die immer kränker und kränker wurden, und dachte bei mir: „Das ist nicht die Zukunft, die ich mir für meine Familie vorstelle." Ich wollte gesund bleiben, um unsere gemeinsame Zeit zu genießen und mich nicht von Krankheiten niederdrücken zu lassen.

Auf der Suche nach diesem besseren, lebenswerteren Weg stieß ich auf Victoria Boutenkos Website. Was ich dort las, leuchtete mir ein und so kaufte ich ihr Buch *Green for Life*. Ich las es in einem durch. Mein erster Smoothie war „Erdbeermund". Ich war total überrascht, wie gut er schmeckte. Wie konnte etwas, das so einfach herzustellen war, so gesund sein und gleichzeitig so gut schmecken? Ich hatte nicht erwartet, dass diese grünen Smoothies mir gleich vom ersten Tag an so gut schmecken würden. Aber ich habe gelernt, dass die einfachen Dinge, die die Natur uns schenkt, für uns in ihrem naturbelassen Zustand am besten sind. Gott hatte schließlich keine Zeit zu verschwenden, als er alles so schuf, wie er es tat.

Ich liebe diese neue Ernährungsform, die sich mir nun Stück für Stück erschließt. Ich habe mittlerweile alles übers Einweichen, Sprossenziehen, Fermentieren und Dörren gelernt. Ich finde es toll, immer wieder neue Smoothies zu kreieren. Es hat mir schon immer Spaß gemacht, etwas Neues zu erschaffen. Ich kann mich nicht erinnern, dass ich es jemals zuvor so aufregend fand, Nahrung zuzubereiten. Es kribbelt mir förmlich in den Fingern, während ich all dies hier niederschreibe. Ich habe keine Angst mehr vor der Zukunft, weil ich gesund sein werde. Und weil ich meinen Kindern zeigen werde, wie auch sie gesund bleiben.

Lucille Rock

Ich fühle mich mit einundfünfzig wie eine Zwanzigjährige!

Meine Gesundheit war mir schon immer wichtig, weil ich ein langes und gesundes Leben führen möchte. Und meiner Ansicht nach passen grüne Smoothies sehr gut in diesen „Plan".

Als ich Victoria Boutenkos Buch *Green for Life* entdeckte und mit grünen Smoothies anfing, hatte ich meine Ernährung schon weitgehend von veganer Kost auf Rohkost umgestellt. Anfangs nahm ich die Smoothies noch nicht regelmäßig zu mir, da die Mixer, die ich mir damals zulegte, jeweils nur maximal zwei Monate durchhielten und ich mir nicht jedes Mal gleich einen neuen kaufen konnte. Ich glaube, in den ersten paar Jahren habe ich etwa fünf Mixer verbraucht.

Ich hatte damals enorm viel Stress, weil meine jüngste Tochter viel zu früh auf die Welt gekommen war. Zudem habe ich mich kurz nach ihrer Geburt scheiden lassen. Ein Jahr nach meiner Umstellung auf Rohkost besuchte ich Victoria Boutenkos Vortrag über grüne Smoothies in Stockholm. Was ich dort erfuhr, veranlasste mich endgültig, grüne Smoothies zu einem wesentlichen Bestandteil meiner Ernährung zu machen.

Kurz zuvor hatte ich erfahren, dass ich einen gravierenden Eisenmangel hatte, der möglicherweise die stressbedingte Folge meiner damaligen Lebensumstände war. Außerdem hatte ich lange gestillt und angefangen, dreimal pro Woche joggen zu gehen.

Mein Eisenmangel war so ausgeprägt, dass mein Arzt mich sofort anrief, nachdem er die Laborwerte erhalten hatte. Er forderte mich auf, umgehend in die nächste Klinik zu fahren und mir dort zwei Bluttransfusionen geben zu lassen. Doch da ich einigermaßen fit sei, fügte er hinzu, könnte es vielleicht auch ausreichen, wenn ich Eisentabletten in hoher Dosis zu mir nähme. Er meinte, wenn er selbst einen so gravierenden Eisenmangel hätte, würde er mit Sicherheit den ganzen Tag auf dem Sofa liegen.

Ich hatte mich nie schwach gefühlt, vor allem wegen all der Früchte und der Gemüse, die ich zu mir nahm – ganz zu schweigen von den unzähligen Salaten! Beim Joggen allerdings wurde ich immer langsamer. Meine Knöchel und Beine schwollen an. Ich bekam ein Ödem, obwohl ich kein Salz zu mir nahm.

Da ich keine Eisentabletten nehmen wollte, beschloss ich, noch mehr Grünzeug zu essen und vor allem in meine Smoothies zu geben. Dabei verließ ich mich hauptsächlich auf essbare Wildpflanzen. Meine Favoriten waren und sind Brennnesseln, Disteln und Löwenzahngrün.

Ich legte mir endlich einen guten Mixer zu, sodass ich jeden Tag ein bis zwei Liter Smoothies trinken konnte. Als ich meine Blutwerte erneut überprüfen ließ, war der Eisenwert deutlich angestiegen und ich litt nicht mehr unter Blutarmut. Das war eine wunderbare Nachricht!

Die zweite großartige Nachricht kam von meinem Zahnarzt. Seit Jahren hatte ich Entzündungen in Zahnfleischtaschen, deren Tiefe regelmäßig überprüft wurde. Nachdem ich einige Monate lang grüne Smoothies getrunken hatte, ging ich erneut zum Zahnarzt. Stellen Sie sich meine Überraschung vor, als dieser mir sagte, die Entzündungen seien völlig verschwunden!

Ich glaube, dass meine frühere rohköstliche Ernährung einfach aus zu viel Nüssen und Fetten bestanden hatte. Also steigerte ich die Menge grüner Smoothies auf fast zwei Liter täglich und manchmal auch mehr. Und zum Abendessen aß ich wie gewohnt zusätzlich noch Gemüse. Anfangs machte ich mir um meine Zähne Sorgen, weil ich jetzt so viel Obst zu mir nahm, doch mein Zahnarzt beruhigte mich. Rohe frische Früchte und grünes Blattgemüse, zu Smoothies verarbeitet, könnten sich kaum in den Zahnzwischenräumen festsetzen. Außerdem hatte ich bald deutlich weißere Zähne, worum ich mich schon seit zehn Jahren bemüht hatte. Ich hatte meine Zähne immer mit einer entsprechenden Zahncreme geputzt, aber stets ohne Erfolg. Tatsächlich waren meine Zähne davor ziemlich braun, weil ich als Veganerin recht viel Tee trank und mich als echtes Leckermaul hauptsächlich von Nüssen und Fett ernährte.

Seit meinen Teenie-Jahren hatte ich sehr trockene Haut. Irgendwann fühlten sich meine Oberschenkel und -arme wie Sandpapier an. Auch dieses Problem hatte ich zu lösen versucht und alles Mögliche ohne Erfolg ausprobiert. Ich aß mehr Fett, mehr Omega-3-Fettsäuren, mehr Nüsse und Samen, trank mehr Wasser, aber nichts wollte helfen. Ich hatte die Hoffnung, auf natürlichem Wege eine schöne Haut zu bekommen, vollkommen aufgegeben. Früher hatte ich immer verschiedene Feuchtigkeitscremes benutzt, doch nachdem ich Rohköstlerin geworden war, wollte ich nichts mehr auf meine Haut schmieren, das man nicht auch hätte essen können. Nach einer Woche grüner Smoothies hatte ich zu meinem Entzücken wieder eine babyzarte Haut.

Über all die Jahre waren meine Augenbrauen fast völlig weiß geworden. Ich bin eitel genug, dass mich das stört. Doch schon ein paar Tage, an denen ich ein bis zwei Liter grüne Smoothies trank, reichten aus: Ich entdeckte das erste dunkle Haar in einer meiner Augenbrauen. Und jetzt sind beide Brauen wieder dunkel.

Am meisten erstaunte mich aber, dass mein Oberschenkelmuskel heilte. Seit ich ein Baby war, hatte ich eine Vertiefung im Oberschenkel. Sie war etwa 2,5 Zentimeter breit, 5 Zentimeter lang und einen halben Zentimeter tief. Nachdem ich angefangen hatte, grüne Smoothies zu trinken, verschwand diese Vertiefung allmählich. Der Muskel heilte ganz von selbst.

Ich habe so viele gesundheitliche Vorzüge erfahren, als ich meine Ernährung auf Rohkost umstellte und dann noch Smoothies dazu trank. Mein Sehvermögen hat sich rapide verbessert. Ich kann heute wieder ohne Brille lesen, bin so viel glücklicher als jemals zuvor und spüre viel Liebe in meinem Herzen. Ich habe meine Regel immer noch. Sie kommt so regelmäßig wie früher, ist aber nicht mehr von Stimmungsschwankungen begleitet.

Meine zwei Jüngsten, die immer noch zu Hause leben, trinken auch jeden Tag ihren grünen Smoothie, am liebsten mit Strohhalm. Sie lieben diese grüne Leckerei! Für mich ist es eine Erleichterung zu wissen, dass sie schon am Morgen alle Vitalstoffe zu sich nehmen, die sie brauchen. Die Mädchen ernähren sich zu 70 bis 80 Prozent rohköstlich, die restlichen 20 bis 30 Prozent sind gekochte, vegane Speisen. Oder genauer: Sie bekommen gekochte vegane Nahrung in der Schule und zu Hause Rohkost. In den Ferien ernähren sie sich zu 100 Prozent von Rohkost.

Bevor ich unsere Ernährung auf Rohkost umgestellt habe, litt die Älteste ständig unter Unverträglichkeiten – vor allem gegen rote Früchte und Beeren. Sie konnte nicht einmal gelbe Tomaten oder gelbe Paprikaschoten essen, ohne Ausschlag und manchmal sogar Fieber zu bekommen. Die Jüngste hatte Asthma und war jeden Winter stark erkältet. Manchmal hatte sie sich noch nicht von ihrem letzten Husten erholt, als sie schon wieder krank wurde. So hatte sie nicht selten über drei bis vier Monate durchgehend Husten. In nur zehn Tagen wurde meine Älteste ihre Nahrungsmittelunverträglichkeit los und die Jüngste ihr Asthma – durch eine Ernährung mit 80 Prozent Rohkost sowie grünen Smoothies und 20 Prozent gekochter veganer Kost ohne Gluten.

Ich merke sofort, wenn meine Töchter ihre Smoothies nicht getrunken haben, weil sie dann schlechtere Laune haben und kaum still sitzen können. Wenn ich mit ihren

Smoothies ein bisschen spät dran bin, fragen sie normalerweise, ob sie sich selbst einen mixen dürfen. Sie sind sechs und acht Jahre alt.

Es ist unglaublich, zu sehen, wie sich unsere Gesundheit durch all das verbessert hat. Ich bin eine 51 Jahre alte Mutter und habe sechs Kinder. Ich fühle mich wie dreißig und habe den Körper einer Zwanzigjährigen.

Mikaela Kayl

Schwere Verletzung schon nach drei Tagen verheilt

Im Juni 2009 riss mir die Rotatorenmanschette am Schultergelenk. Bei einem Ausritt im Juli stolperte mein Pferd, wir stürzten und das Pferd fiel auf mich. Obwohl ich mir nichts gebrochen hatte, entwickelte sich in meinem Bein eine schwere Infektion mit einer Gewebsnekrose oberhalb des Knies, die entfernt werden musste. Da ich mit Ellbogen, Schulter, Rücken, Hüfte und Bein auf Zementboden aufgeschlagen war, litt ich darüber hinaus in diesen Körperbereichen monatelang unter Schmerzen und Entzündungen. Sechs Monate später musste ich operiert werden, damit meine Schulter wieder beweglich wurde und ich wieder wie früher am Leben teilnehmen konnte. Ich war zu dieser Zeit nicht einmal mehr imstande, mein Pferd zu satteln!

Damals dachte ich, dass ich mich ausgewogen ernähre. Ich hatte schon seit acht Jahren auf Zucker und Mehl verzichtet. Im Jahr 2010 allerdings wollte ich nur noch eines: im Sessel sitzen und stricken. Ich war mein ganzes Leben lang aktiv gewesen, aber nun bekam ich plötzlich Sehnenscheidenentzündungen, obwohl ich regelmäßig zur Physiotherapie ging. Ich fühlte mich wie achtzig und nicht wie neunundfünfzig. Als ich meinen Physiotherapeuten fragte, warum ich meine Schmerzen nicht loswurde, meinte er nur, das liege daran, dass mein ganzer Körper entzündet sei.

Dann erzählte mir ein Verwandter von grünen Smoothies. Als ich anfing, im Internet nach diesem Stichwort zu suchen, fand ich Victoria Boutenkos Website und begann, regelmäßig grüne Smoothies zu trinken. Möglicherweise lässt sich die dramatische Verbesserung, die danach erfolgte, darauf zurückführen, dass mein Körper dringend frische Vitalstoffe brauchte. Ich hatte drei Tage lang lediglich zwei Tassen grüne Smoothies getrunken und mein Körper lechzte anschließend förmlich nach einem Spaziergang. Dieser Gedanke war zu jener Zeit so ungewöhnlich für mich, dass ich richtig geschockt war, doch ich folgte meiner Intuition.

Langsam kehrte meine Energie zurück und ich hatte wieder einen klaren Kopf. Natürlich erzählte ich allen von diesem Wunder, kaufte mir einen guten Mixer und seitdem habe ich wirklich jeden Tag einen grünen Smoothie getrunken. Da sich meine Gesundheit wieder stabilisiert hatte, las ich immer mehr über fleischlose Ernährung. Zunächst ließ ich alle Milchprodukte weg. Das war ein himmelweiter Unterschied – vor allem, was meine Allergien anging. Diese Veränderung war für mich der entscheidende Punkt. Ich hatte unter schweren allergischen Reaktionen gelitten, seit ich elf Jahre alt war. Meine Augen schwollen vollkommen zu, wenn ich kleine Katzen streichelte. Und dazu kamen auch noch die jahreszeitlichen Allergien. Sie sind letztendlich auch Entzündungen, die ich mein Leben lang hatte – bis ich meine Ernährung umstellte.

Meine „Gesundheitsbilanz" vor meinen Unfällen liest sich folgendermaßen: mit fünfunddreißig Jahren schon fünfmal operiert, Asthma, Lungenentzündungen, Erkältungen, Migräne, Depressionen, Hautprobleme, Arthrose, 25 Kilo Übergewicht, prädiabetische Disposition und Osteoporose. Ich nahm sieben Monate lang dreimal täglich Medikamente, allein um mit den Allergien fertig zu werden.

Ich hatte alle zwei Monate Migräneanfälle, die jeweils fünf Tage anhielten. Starke Migränemittel oder Akupunktur und chiropraktische Behandlungen halfen nur begrenzt. Zudem stellte sich eine schwere Depression ein, gegen die ich zusätzlich Medikamente verschrieben bekam. Ich hatte Angst vor der Umstellung auf vegane Ernährung, doch die Verbesserung meiner Gesundheit durch die grünen Smoothies und den Verzicht auf Milchprodukte veranlasste mich zu diesem Schritt.

Während der Pollensaison niese ich zwei Wochen lang immer noch ein paar Mal am Tag. Meine Theorie lautet, dass ich fünfzig Jahre lang unter den Auswirkungen einer schlechten Ernährung litt und die dadurch entstandenen Schäden sich vielleicht nicht vollständig zurückbilden. Ich habe ansonsten keinerlei Anzeichen mehr von Asthma, weil ich meine Ernährung umgestellt habe und jetzt regelmäßig grüne Smoothies trinke. Und auch die Depressionen gehören jetzt der Vergangenheit an. Ich erkälte mich kaum, halte mein optimales Gewicht und meine Migräneanfälle sind seltener und erträglicher geworden. Die Arthrose macht sich manchmal noch bemerkbar, bereitet mir aber keine großen Sorgen. Diabetes ist für mich kein Thema mehr. Unter Hautproblemen und Osteoporose leide ich nur noch manchmal, vor allem, wenn ich mir irgendwo eine kleine Verletzung zugezogen habe.

Ich lebe jetzt vegan, aber nicht hundertprozentig rohköstlich. Der Großteil meiner Nahrung ist roh, was mir eine stabile Gesundheit beschert hat. Ich nehme keine Medikamente mehr. Selbst wenn ich einmal krank werde, wird mein Körper jetzt allein damit fertig. Er kuriert und repariert sich selbst. Meine Blutwerte sind optimal. Das Gesamtcholesterin ist von 197 ml/dl auf 166 ml/dl gesunken, der Blutzuckerspiegel ist normal und mein Blutdruck liegt bei 88 zu 63. Geistig bin ich völlig klar und zudem glücklich. Ich bin unendlich dankbar, dass ich die grünen Smoothies kennengelernt habe. Sie sind ein köstlicher und einfacher Weg, die eigene Gesundheit entscheidend zu verbessern. Jeder kann grüne Smoothies trinken, auch wenn er sonst nichts an seiner Ernährung verändert. Für mich waren die grünen Smoothies der Königsweg zur Heilung.

Patt H.

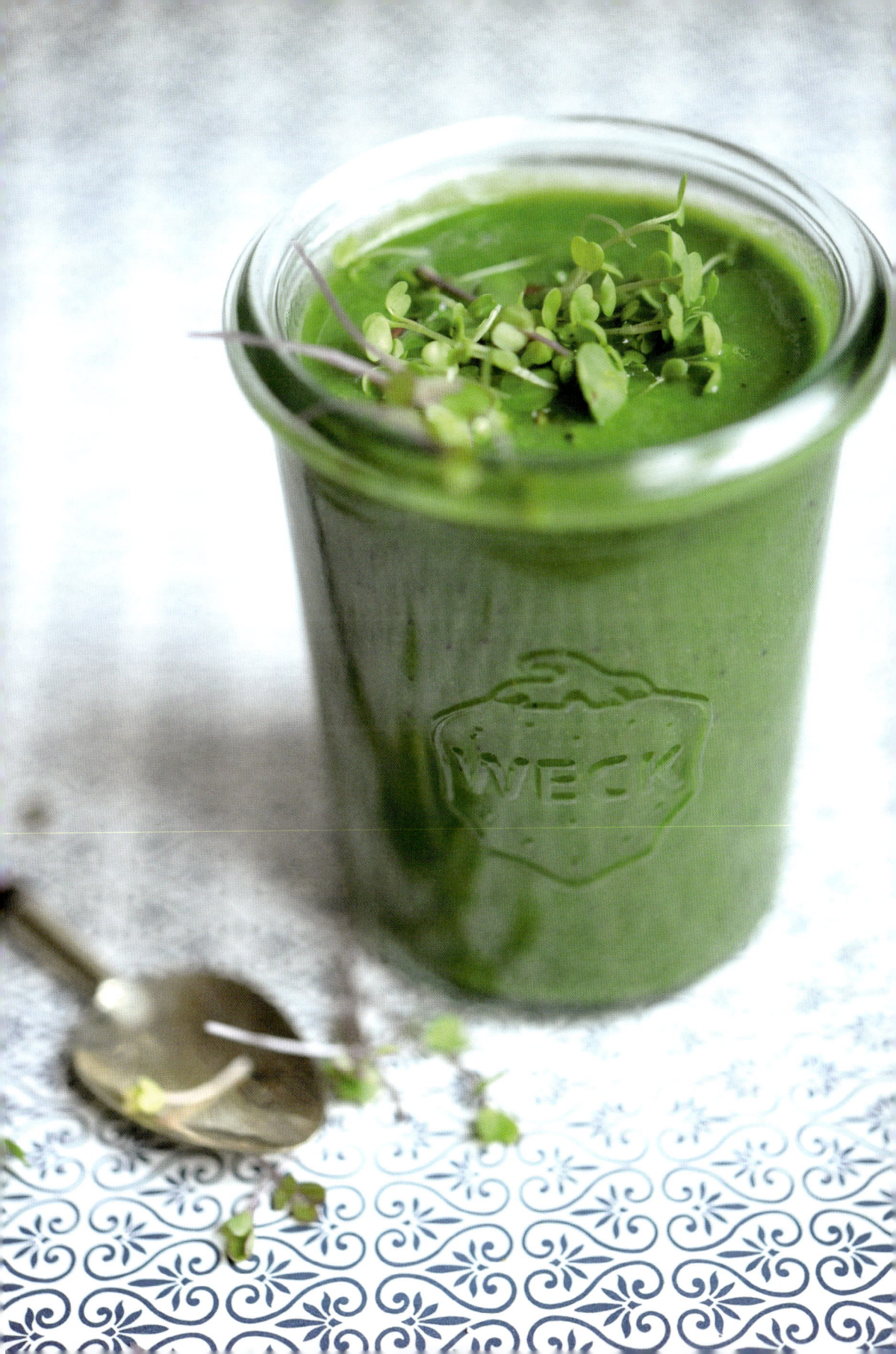

Anhang

Anmerkungen

1 Der Begriff „Vitalstoffe" wurde erstmals 1935 von dem Chemiker Hans A. Schwei-gart verwendet. Er ordnete ihnen Vitamine, Mineralstoffe und Spurenelemente, essenzielle Amino- und Fettsäuren und einiges mehr zu. Für den Ernährungswissen-schaftler Max Otto Bruker zählten auch die Ballaststoffe zu den Vitalstoffen. Später entdeckte die Forschung noch weitere für unsere Ernährung wichtige Pflanzen-stoffe. In diesem Buch sind all die genannten Inhaltsstoffe unter „Vitalstoffe" zusam-mengefasst – im Unterschied zu den Nährstoffen (energieliefernde Eiweißen, Fetten und Kohlehydraten). (Anmerkung d. dt. Hrsg.)

2 Siehe *www.greenfacts.org/de/ernaehrung/*

3 Siehe *www.spiegel.de/gesundheit/ernaehrung/uebergewicht-2-1-milliarden-menschen-sind-zu-dick-a-972097.html*

4 Eliot, Lise: *Was geht da drinnen vor? Die Gehirnentwicklung in den ersten fünf Lebensjahren*

5 Hess, Eckhard H.: *Prägung. Die frühkindliche Entwicklung von Verhaltensmustern bei Tier und Mensch*

6 Eine Anleitung für einen solchen Fastentag finden Sie beispielsweise unter *www.zentrum-der-gesundheit.de/fastentag-gesundheit-ia.html*.

7 Siehe *www.bragghealthinstitute.org/content/about-the-foundation*

8 Siehe *www.rawfamily.com*

9 Siehe dazu auch *www.wissenschaft.de/kultur-gesellschaft/anthropologie/journal_content/56/12054/928324/ Unsere-Verwandten-unter-der-genetischen-Lupe/*

10 Siehe *www.faz.net/aktuell/wissen/medizin/aids-bei-affen-kunststueck-koexistenz-11706921.html*

11 Siehe *www.magnesiummangel-info.de*

12 Siehe Dennis Goodman: *Magnificent Magnesium*

13 Siehe *www.mensjournal.com/health-fitness/health/magnesium-the-missing-mineral-20140117*

14 Siehe *www.diabetesinformationsdienst-muenchen.de/erkrankungsformen/typ-2-diabetes/verbreitung/index.html*

15 Siehe *www.rohkostwiki.de/wiki/Magnesium-Gehalt_von_Lebensmitteln*

16 Siehe *www.heilpflanzen-info.ch/cms/blog/archive/tag/magnesiumgehalt*

17 Siehe *www.rohkostwiki.de/wiki/Magnesium-Gehalt_von_Lebensmitteln*

18 Die Nährwerte entsprechen den Angaben in: Elmadfa Ibrahim, Waltraute Aign, Erich Muskat und Doris Fritzsche: *Die große GU Nährwert-Kalorien-Tabelle*

19 Siehe dazu auch *www.destatis.de/DE/ZahlenFakten/GesellschaftStaat/Gesundheit/Todesursachen/Tabellen/EckdatenTU.html*

20 Siehe *www.spiegel.de/gesundheit/diagnose/kinder-und-jugendliche-wohnort-entscheidet-ueber-mandelentfernung-a-897438.html*

21 Siehe *www.test.de/Folat-und-Folsaeure-300-Mikrogramm-am-Tag-sind-sinn-voll-4558714-0*

22 Siehe *www.pro-retina.de/netzhauterkrankungen/makula-degeneration/altersabhaengige-makuladegeneration/krankheitsbild*

23 Siehe dazu auch *www.vitamine-ratgeber.com/altersbedingte-makula-degeneration-amd-laesst-lutein-zeaxanthin-omega-3-bremsen*

24 Siehe *www.welt.de/gesundheit/article13912586/Gruenes-Blattgemuese-schaerft-die-Sehkraft.html*

25 Für Kleinkinder können Amaranthsamen wegen der enthaltenen Gerbstoffe jedoch giftig sein. Siehe *www.gesundheit.de/ernaehrung/lebensmittel/getreide/buchweizen-quinoa-und-amaranth-urgetreide-aus-der-ferne* (Anm. des dt. Hrsg.)

26 Siehe *www.zentrum-der-gesundheit.de/aprikosenkerne-gegen-krebs-ia.html*

27 Für Hunde, Katzen, Kaninchen, Hamster und andere Haustiere sind Avocados jedoch giftig. (Anm. des dt. Hrsg.)

28 Den Blattkohlarten ist auch der Grünkohl zuzuordnen. Er ist in dieser Aufstellung von der Autorin allerdings seiner starken entzündungshemmenden Wirkung wegen noch einmal gesondert aufgeführt. Siehe auch *http://de.wikipedia.org/wiki/Blattkohl* (Anm. d. dt. Hrsg.)

29 LDL steht für *Low Density Lipoprotein* (deutsch: Lipoprotein niederer Dichte) und HDL für *High-density lipoprotein* (deutsch: Lipoprotein hoher Dichte). (Anm. d. dt. Hrsg.)

30 Wenn die Schale einer Zitrusfrucht verwendet wird, ist es besonders wichtig, auf Bio-Qualität zu achten! (Anm. d. dt. Hrsg.)

31 Menschen mit Niereninsuffizienz sollten auf den Verzehr der Sternfrucht verzichten!

Sie enthält das Neurotoxin Caramboxin, das bei gesunden Menschen problemlos über die Nieren ausgeschieden wird. (Anm. des dt. Hrsg.)

32 Die Verfügbarkeit von Lycopin ist allerdings bei verarbeiteten und erhitzten Produkten (z. B. Tomatensaft) höher als bei rohen, da beim Erhitzen die pflanzlichen Zellstrukturen aufgebrochen werden und das Lycopin herausgelöst wird. Eine deutliche Resorptionssteigerung wird durch die Kombination mit Fett erreicht. (Anm. d. dt. Hrsg.)

33 Siehe *www.donnieyance.com*

34 Pflücken Sie die gesunden Blätter am besten selbst oder achten Sie beim Kauf auf dem regionalen Wochenmarkt unbedingt auf Bio-Qualität. (Anm. des dt. Hrsg.)

35 Siehe Anmerkung 30

36 Siehe Anmerkung 31

Weiterführende Literatur, Tipps und hilfreiche Websites

Lieraturempfehlungen

Arndt, Ulrich: *Kombucha, Kefir & Co. Gesund und fit mit Power-Drinks*. Hans-Nietsch-Verlag, Emmendingen 2014

Bergasa, Ana M. L.: *Die erstaunliche Wirkung von Magnesium. Über die Bedeutung von Magnesium und Probleme bei Magnesiummangel*. 10. Auflage. Ennsthaler, Steyr (Österreich) 2014

Boutenko, Victoria: *Green for Life. Grüne Smoothies nach der Boutenko-Methode*. Aktualisierte Neuauflage. Hans-Nietsch-Verlag, Emmendingen 2014

Boutenko, Victoria: *Grüne Smoothies: lecker, gesund und schnell zubereitet*. 9. Auflage. Hans-Nietsch-Verlag, Emmendingen 2014

Boutenko, Victoria: *Der grüne Zaubertrank*. Hans-Nietsch-Verlag, Emmendingen 2013

Boutenko, Victoria: *Die Vitalrohvolution. 12 Schritte zu lebendiger Nahrung*. 2. Auflage. Omega-Verlag, Aachen 2010

Boutenko, Victoria, Igor, Sergei and Valya: *Raw Familiy. A True Story of Awakening*. Raw Family Publishing, Ashland (Oregon) 2000

Bräutigam, Gabriele: *Wilde grüne Smoothies. 50 Kräuter – 50 Rezepte*. Hans-Nietsch-Verlag, Emmendingen 2014

Bragg, Paul C.: *Wunder des Fastens. Fitness und Jugend durch individuell richtiges Fasten*. 2., überarbeitete Auflage. Fit fürs Leben Verlag, Weil der Stadt 2003

Eliot, Lise: *Was geht da drinnen vor? Die Gehirnentwicklung in den ersten fünf Lebensjahren*. Berlin Verlag, Berlin: 2010

Elmadfa, Ibrahim, und Waltraute Aign, Erich Muskat und Doris Fritzsche: *Die große GU Nährwert-Kalorien-Tabelle*. 2014/2015. 2. Auflage. Gräfe und Unzer, München 2013

Frank, Günther W.: Kombucha. Das Teepilz-Getränk. Praxisgerechte Anleitung zur Zubereitung und Anwendung. 18. Auflage. Ennsthaler Verlag, München 2014

Goodall, Jane: *The Chimpanzees of Gombe. Patterns of Behavior*. Belknap Press, Cambridge (USA) 1986

Goodman, Dennis: *Magnificent Magnesium. Your Essential Key to a Healthy Heart & More*. Square One Publishing, New York 2014

Guth, Christian, und Burkhard Hikisch: *Grüne Smoothies. Die supergesunde Mini-Mahlzeit aus dem Mixer*. 10. Auflage. Gräfe und Unzer, München 2012

Guthmann, Jürgen: *Essbare Wildpflanzen. 200 Arten bestimmen und verwenden*. 14. Auflage. AT-Verlag, Aarau (Schweiz) 2014

Hendel, Barbara: *Das Magnesium-Buch. Schlüsselmineral für unsere Gesundheit. Magnesiummangel rechtzeitig erkennen und behandeln.* VAK-Verlag, Kirchzarten 2014

Hess, Eckhard H.: Prägung. *Die frühkindliche Entwicklung von Verhaltensmustern bei Tier und Mensch.* München, Kindler Verlag 1975

Kirk, Mimi: *Rohköstlich leben. Eine praktische Einführung in die Rohkost-Küche mit 120 leckeren Rezepten für Gesundheit und zeitlose Schönheit.* Hans-Nietsch-Verlag, Emmendingen 2012

Leigh, Tina: *Superfood. Smoothies & Säfte. 100 leckere und vitalisierende Rezepte mit den kraftvollsten Lebensmitteln der Welt.* Hans-Nietsch-Verlag, Emmendingen 2014

Openshaw, Robyn: *The Green Smoothies Diet. The Natural Program for Extraordinary Health.* Ulysses Press, Berkeley 2009

Pies, Josef: *Vitamin K2. Vielseitiger Schutz vor chronischen Krankheiten.* VAK-Verlag, Kirchzarten 2012

Schmid, Franziska, und Stephanie K. Mehring: *7 Tage grün. Smoothies und Rohkost.* Trias-Verlag, Stuttgart 2015

Thompson, Meg: *Superfoods for Life. Fermentierte Getränke. Mit 75 köstlichen Rezepten für Ihr Immunsystem.* Hans-Nietsch-Verlag, Emmendingen 2015

Viger, Lisa: *Raw for Life. Vegane Rohkost günstig einkaufen, lecker und einfach zubereiten und genießen – für ein glückliches Leben.* Hans-Nietsch-Verlag, Emmendingen 2015

Wigmore, Ann: *Recipes for Longer Life.* Avery Publishing, New York 1982

Wigmore, Ann: *Schlank, fit und gesund mit Weizengras.* Moderne Verlagsgesellschaft, München 1998 (vergriffen)

Wignall, Judita: *Going Raw. Wie Sie Ihre Ernährung erfolgreich auf Rohkost umstellen und damit Ihr Leben bereichern.* Mit DVD. Hans-Nietsch-Verlag, Emmendingen 2012

Der geeignete Mixer

Für die Zubereitung von grünen Smoothies verwenden Sie am besten einen Hochleistungsmixer. Über Online-Shops werden verschiedene Geräte angeboten, die hervorragend dafür geeignet sind. Wissenswerte Informationen zu Hochleistungsmixern finden Sie u. a. unter *www.amrita.de, www.grünesmoothies.de, www.keimling.de* oder *www.omniblend.de.*

Hilfreiche Websites

www.arche-naturkueche.de
www.austriagoesraw.at
www.germanygoesraw.de
www.grünesmoothies.de
www.myveganworld.de
www.pureraw.de
www.raw-living.de
www.rohvolution.ch
www.sprossen-keimlinge.de
www.superfoodforyou.de
www.worldgoesraw.com
www.zentrum-der-gesundheit.de

Weitere Informationen über Victoria Boutenko und ihre grünen Smoothies finden Sie auf der englischsprachigen Website der Autorin unter *www.rawfamily.com*.

Register der Rezepte

Mit grünen Smoothies zu mehr Energie, Schönheit & Wohlbefinden

Darm

Detox

Eisen

Fitness

Frauengesundheit

Gehirn

Gelenke

Mit grünen Smoothies vorbeugen & heilen

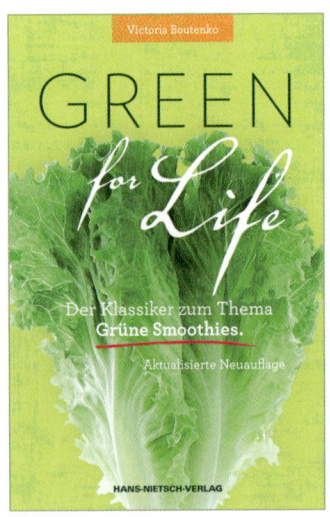

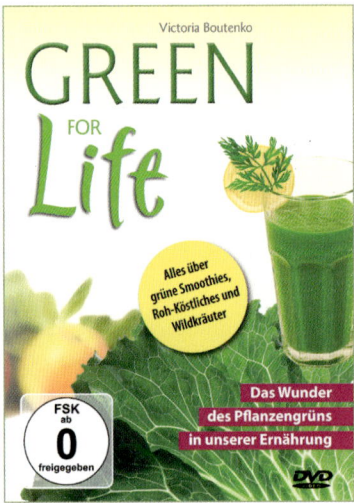

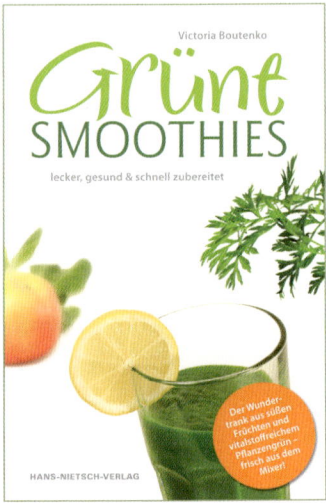

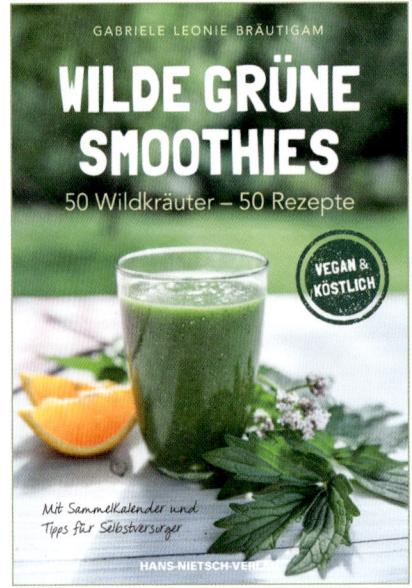

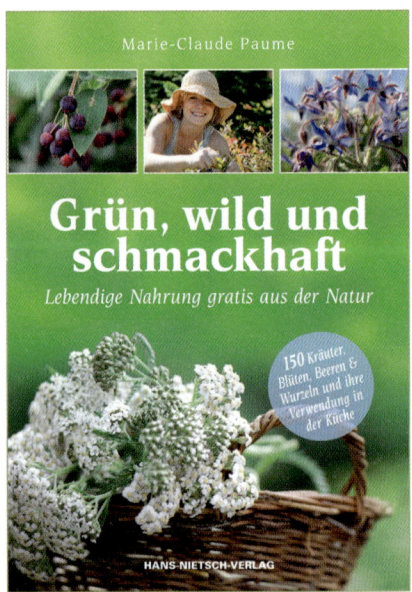

RITA GALCHUS

SPROSSEN AT HOME

DAS GANZE JAHR
ZU HAUSE SPROSSEN,
KEIMPFLANZEN,
GRÄSER, MINI-
BLATTGEMÜSE SOWIE
GRÜNKRAUT ERNTEN
UND GENIESSEN

MIT SCHRITT-FÜR-
SCHRITT-ANLEITUNGEN:
WIE SIE SCHNELL UND
SICHER SPROSSEN VON
BOHNEN, GETREIDE,
GEMÜSE, KRESSE
U.V.M. ZIEHEN

HANS-NIETSCH-VERLAG

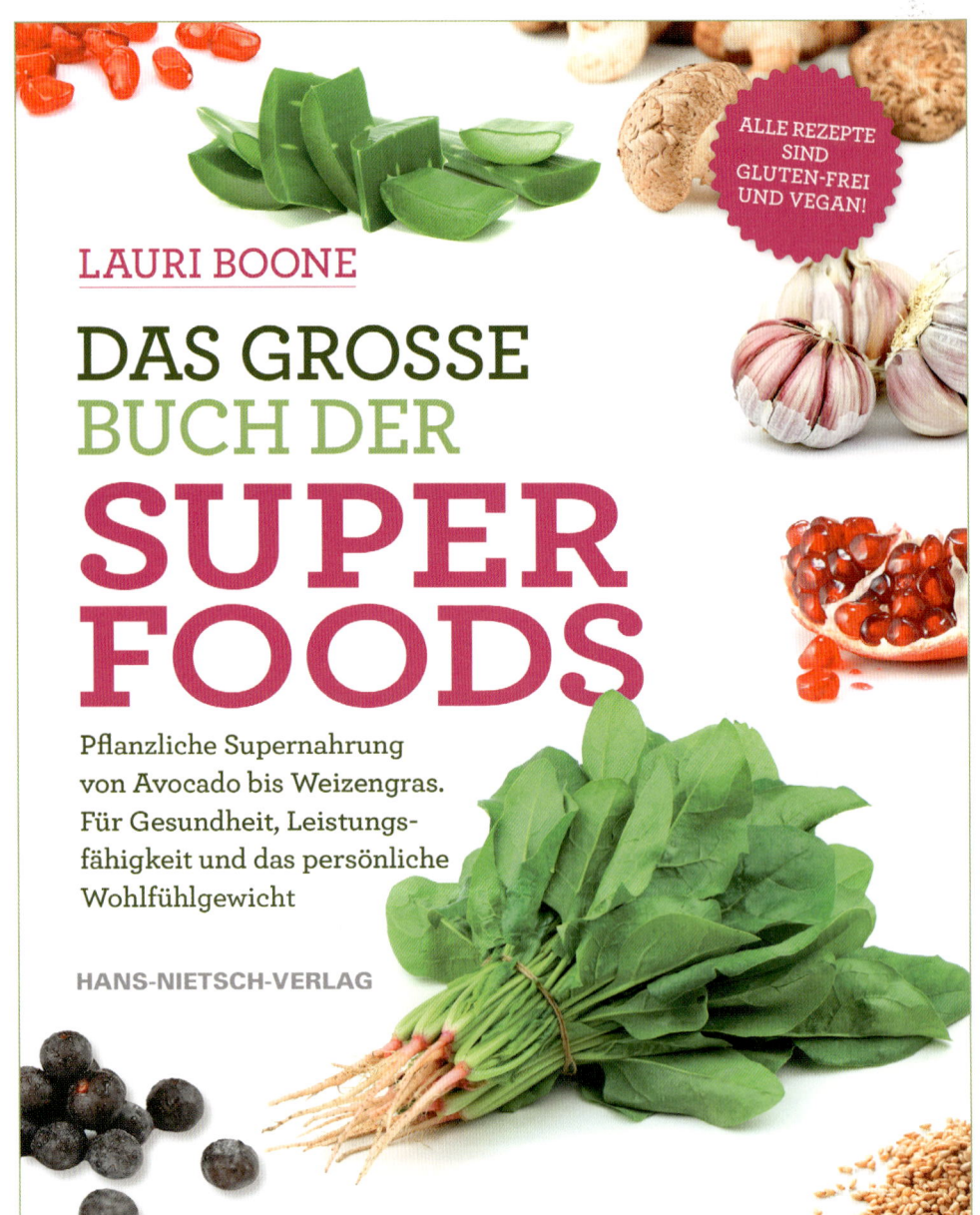

LAURI BOONE

DAS GROSSE
BUCH DER
SUPER
FOODS

ALLE REZEPTE SIND GLUTEN-FREI UND VEGAN!

Pflanzliche Supernahrung
von Avocado bis Weizengras.
Für Gesundheit, Leistungs-
fähigkeit und das persönliche
Wohlfühlgewicht

HANS-NIETSCH-VERLAG

www.nietsch.de